添付文書がちゃんと読める製剤学

編著　公益社団法人 日本薬剤学会 出版委員会

じほう

まえがき

添付文書がちゃんと読めるシリーズは2014年発刊の「統計学」，2016年発刊の「薬物動態学」，2017年発刊の「物理・化学」に次いで，「製剤学」で4つめとなります。「薬物動態学」や「物理・化学」の中では，「製剤学」と密接に関わる内容が含まれているのに，今回，なぜ「製剤学」を取り上げたかというと，大学で製剤学を教えている教員と現場の薬剤師との意識に乖離があったためです。以前，薬剤師の方々に「添付文書における製剤に関する内容」についてアンケートを実施したところ,「製剤に関する情報の優先度は低い」,「製剤に関する情報の多くは必要がない」といった回答をいただき，教員にとっては残念な気持ちになると同時に，果たして製剤学の情報は臨床現場において重要でないだろうか？　と疑問をいだきました。

一方，医療用医薬品添付文書の記載要領が1997年以来約20年ぶりに改正され,2019年4月1日より新記載要領が施行されました。この改正では「原則禁忌」,「慎重投与」の項目は廃止され，新記載要領では,「原則禁忌」の内容は「2. 禁忌」,または「9. 特定の背景を有する患者に関する注意」などの項目へ移行されました。また,「慎重投与」についても内容に応じて「9. 特定の背景を有する患者に関する注意」などの項目に記載されることになりました。本改正により添付文書の曖昧さは軽減できたと思いますが，全てが改善されたわけではありません。

この本では，薬剤学や製剤学に関わる大学教員の立場から，添付文書を読むにあたって必要な製剤学の基本的な知識について纏めました。添付文書において，どこの，どのような記載に注意を払うべきか，また，添付文書に記載されていない内容は何かについてお伝えできればと思っています。さらに，最近の医薬品モダリティーの多様化にも対応できるように配慮したつもりです。薬剤師だけでなく，医師や看護師などの医療従事者並びに薬学生の皆様に少しでもお役に立てるように内容になっていればと願っています。

本書を書くにあたっては，日本薬剤学会出版委員会委員の先生方，また,(株)じほうの岡田正人様及び橋都なほみ様には大変お世話になりました。心から御礼申し上げます。

2021年8月

公益社団法人日本薬剤学会出版委員会
著者代表　有馬 英俊

Contents

序章 すべての医薬品は製剤化されている

1章 製剤の種類と添加剤

本書では，必要に応じて実際の添付文書を掲載しております。発刊時点で最新のものであっても，その後に改訂の可能性もありますので，実際に医薬品を使用される際には，最新の添付文書をご確認ください。

序章

すべての医薬品は製剤化されている

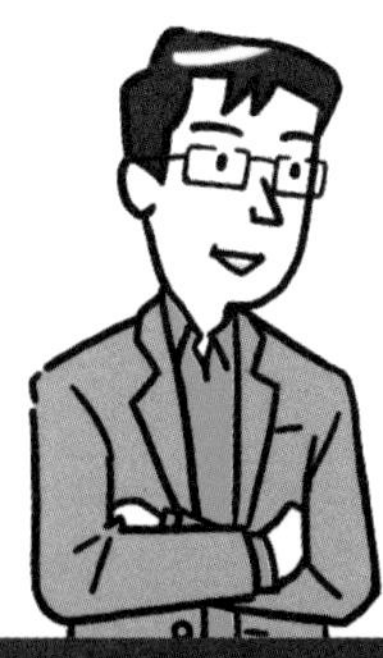

1　製剤化はなぜ必要？

医薬品は有効成分の有効性，安全性，品質，使用性，機能性などを最大限高めるように製剤化されています。一般に，医薬品の中に含まれる有効成分量はμg～gの範囲ですが，有効成分のままでは取り扱いや服用が困難であるため，添加剤を加えて取り扱いや服用をしやすくしたり，有効成分の安定性を高めたり，高齢者や小児等が容易に服用できるようにしたり，皮膚，気管支・肺，目，鼻，耳などの局所に適用できるようにしたりなど，さまざまな剤形上の工夫が行われています。また，医薬品の品質確保とともに，適正な使用および投与時の安全性を確保するために最適な医薬品包装が施されています。

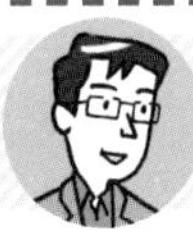

まずは「製剤」の意味を理解しましょう

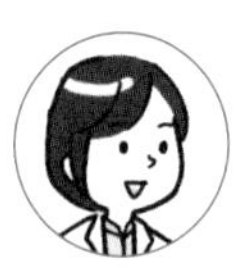

先生，私達はお薬や薬剤とかよく言いますが，薬と薬剤には何か違いがありますか？

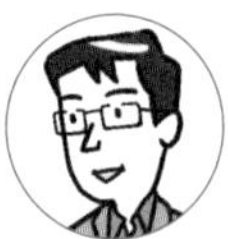

一般にはお薬と薬剤は同じような意味で使われていますね。お薬というと，厳密にはその効果を示す成分，つまり有効成分を指し，一方，薬剤は患者さんに投与したりお渡しする製剤化されたものを指します。また薬剤は製剤とも呼ばれます。

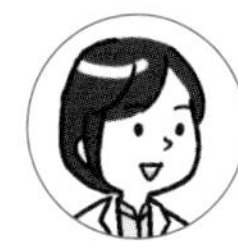

大学でも製剤学の内容は薬剤学に含まれていましたね。
これ以外にも原薬という言葉も使われますが，有効成分と同じですか？

原薬は，「医薬品の生産に使用することを目的とする物質または物質の混合物で，医薬品の製造に使用されたときに有効成分となるもの」と定義されています[1)]。また，製剤の製造販売を行う製造販売業者は，承認された製剤に使用される原薬の品質の確保についても責任を有することになっています。
有効成分は，アスピリンなどの一般名で表されますが，原薬の場合，有効成分の製造国，製造施設（工場），製造方法などが異なりますので，「新規有効性成分のうち原薬の不純物に関するガイドライン」[2)]や「医薬品及び医薬部外品の製造管理及び品質管理に関する基準」（GMP省令）[3)]に従った管理が求められますよ。

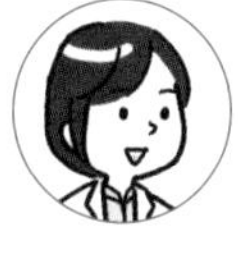

それぞれの違いがわかりました。でも，患者さんには優しいイメージの「お薬」という言葉をこれからも使っていきたいです。

そちらの方が患者さんも安心かもしれませんね。
最近では，キット製剤や医薬品と医療機器を組み合わせたコンビネーション製剤も見かけるようになりましたね。

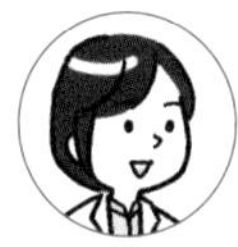

キット製剤とコンビネーション製剤は同じじゃないんですか？

「コンビネーション製品の承認申請における取扱いについて」では，コンビネーション製品は，①セット製品，②キット製品，③薬物と一体不可分な医療機器等，組み合わせられる薬物等が流通不可能な製品（キット製品を除く）が該当しますので，コンビネーション製品の中に「キット製品」は含まれていますね[4]。

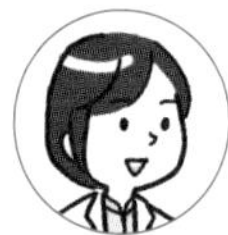

病院や薬局でも製剤は作られていますね。

薬剤師により病院内で調製され，その病院内で使用される製剤のことを院内製剤と呼びます。実際の治療においては，市販されている薬剤では効果が得られない場合や市販されている剤形のままでは治療に使用できない場合など，治療上のニーズに応じて，個々の患者さんに適した製剤が調製されています。それにより，薬物治療の効果が向上し，患者さんの生活の質（QOL）の向上が期待されています。また院内製剤の調製にあたっては，科学的・倫理的妥当性について十分に考慮し，市販の医薬品と同様に品質を確保し，有効性，安全性，安定性の面についても配慮する必要があります。また，薬局で調製される医薬品を薬局製造販売医薬品（薬局製剤）と呼び，現在，承認を要する420品目および承認不要の9品目を合わせて429品目が指定されています。

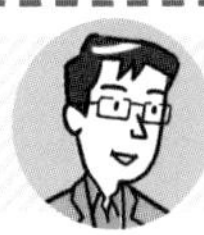

製剤に関わる添付文書の記載を見てみましょう

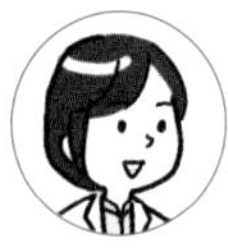

ところで添付文書についてですが，基本的なところから尋ねて右上に書かれている日本標準商品分類番号は何の番号かわからないのですが，製剤に関する番号ですか？

ではカドサイラの添付文書（**図1**）を例にみてみましょう。

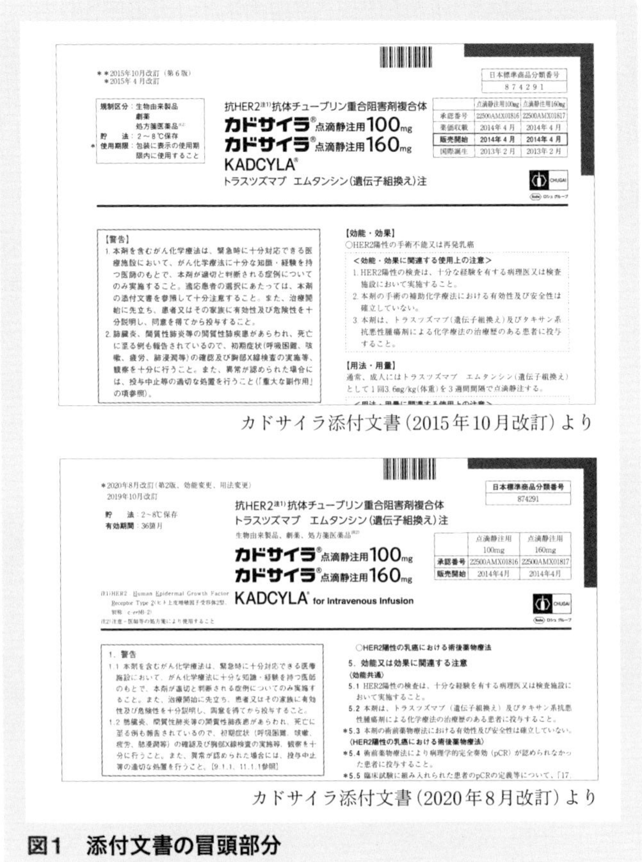

＊＊2015年10月改訂（第6版）
＊2015年4月改訂

日本標準商品分類番号 874291

規制区分：生物由来製品
劇薬
処方箋医薬品[注2)]
貯　法：2～8℃保存
＊使用期限：包装に表示の使用期限内に使用すること

抗HER2[注1)]抗体チューブリン重合阻害剤複合体
カドサイラ®点滴静注用100mg
カドサイラ®点滴静注用160mg
KADCYLA®
トラスツズマブ　エムタンシン（遺伝子組換え）注

	点滴静注用100mg	点滴静注用160mg
承認番号	22500AMX01816	22500AMX01817
薬価収載	2014年4月	2014年4月
販売開始	2014年4月	2014年4月
国際誕生	2013年2月	2013年2月

CHUGAI
ロシュ グループ

【警告】
1. 本剤を含むがん化学療法は、緊急時に十分対応できる医療施設において、がん化学療法に十分な知識・経験を持つ医師のもとで、本剤が適切と判断される症例についてのみ実施すること。適応患者の選択にあたっては、本剤の添付文書を参照して十分注意すること。また、治療開始に先立ち、患者又はその家族に有効性及び危険性を十分説明し、同意を得てから投与すること。
2. 肺臓炎、間質性肺炎等の間質性肺疾患があらわれ、死亡に至る例も報告されているので、初期症状（呼吸困難、咳嗽、疲労、肺浸潤等）の確認及び胸部X線検査の実施等、観察を十分に行うこと。また、異常が認められた場合には、投与中止等の適切な処置を行うこと（「重大な副作用」の項参照）。

【効能・効果】
○HER2陽性の手術不能又は再発乳癌

＜効能・効果に関連する使用上の注意＞
1. HER2陽性の検査は、十分な経験を有する病理医又は検査施設において実施すること。
2. 本剤の手術の補助化学療法における有効性及び安全性は確立していない。
3. 本剤は、トラスツズマブ（遺伝子組換え）及びタキサン系抗悪性腫瘍剤による化学療法の治療歴のある患者に投与すること。

【用法・用量】
通常、成人にはトラスツズマブ　エムタンシン（遺伝子組換え）として1回3.6mg/kg（体重）を3週間間隔で点滴静注する。

カドサイラ添付文書（2015年10月改訂）より

＊2020年8月改訂（第2版、効能変更、用法変更）
2019年10月改訂

貯　法：2～8℃保存
有効期間：36箇月

日本標準商品分類番号 874291

抗HER2[注1)]抗体チューブリン重合阻害剤複合体
トラスツズマブ　エムタンシン（遺伝子組換え）注
生物由来製品、劇薬、処方箋医薬品[注2)]
カドサイラ®点滴静注用100mg
カドサイラ®点滴静注用160mg
KADCYLA® for Intravenous Infusion

	点滴静注用100mg	点滴静注用160mg
承認番号	22500AMX01816	22500AMX01817
販売開始	2014年4月	2014年4月

注1)HER2：Human Epidermal Growth Factor Receptor Type 2（ヒト上皮増殖因子受容体2型、別称：c-erbB-2）
注2)注意－医師等の処方箋により使用すること

CHUGAI
ロシュ グループ

1. 警告
1.1 本剤を含むがん化学療法は、緊急時に十分対応できる医療施設において、がん化学療法に十分な知識・経験を持つ医師のもとで、本剤が適切と判断される症例についてのみ実施すること。また、治療開始に先立ち、患者又はその家族に有効性及び危険性を十分説明し、同意を得てから投与すること。
1.2 肺臓炎、間質性肺炎等の間質性肺疾患があらわれ、死亡に至る例も報告されているので、初期症状（呼吸困難、咳嗽、疲労、肺浸潤等）の確認及び胸部X線検査の実施等、観察を十分に行うこと。また、異常が認められた場合には、投与中止等の適切な処置を行うこと。［9.1.1、11.1.1参照］

○HER2陽性の乳癌における術後薬物療法

5. 効能又は効果に関連する注意
（効能共通）
5.1 HER2陽性の検査は、十分な経験を有する病理医又は検査施設において実施すること。
5.2 本剤は、トラスツズマブ（遺伝子組換え）及びタキサン系抗悪性腫瘍剤による化学療法の治療歴のある患者に投与すること。
＊5.3 本剤の術前薬物療法における有効性及び安全性は確立していない。
（HER2陽性の乳癌における術後薬物療法）
＊5.4 術前薬物療法により病理学的完全奏効（pCR）が認められなかった患者に投与すること。
＊5.5 臨床試験に組み入れられた患者のpCRの定義等について、「17.

カドサイラ添付文書（2020年8月改訂）より

図1　添付文書の冒頭部分

まず日本標準商品分類（JSCC）ですが，統計調査の結果を商品別に表示する場合の統計基準として，昭和25年3月に設定されたもので，現行の日本標準商品分類は平成2年6月に改定されています。この番号の頭の「87」は，日本標準商品分類【87医薬品及び関連製品】の分類番号で，「4291」はその他の抗悪性腫瘍用剤を示しています。分類番号は1の神経系及び感覚器官用医薬品から999のその他の治療を主目的としない医薬品まで多くの分類がなされています。

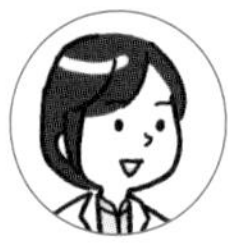

左側の色付きの枠は何ですか？

その医薬品に警告の項目がある場合に示されます。カドサイラでは【警告】の項目があることがわかります。

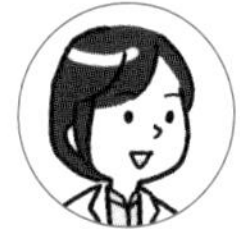

添付文書の冒頭の左側に貯法や使用期限といった製剤に関することが記載されていますね。

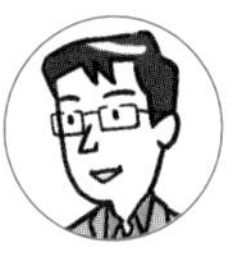

そうですね。貯法や使用期限に関しては目につきやすいところに書かれていますね。2015年の添付文書では，「包装に表示の使用期限内に使用すること」としか書かれていませんでしたので，使用期限は添付文書だけではわかりませんでしたが，2020年の添付文書には「36箇月」と明記されていますね。なお，「貯法及び有効期限は，製剤が包装された状態での貯法及び有効期限を製造販売承認書に則り記載すること」[5)]とされています。また，「日本薬局方又は医薬品医療機器法第42条第1項の規定に基づく基準の中で有効期間が定められたものは，その有効期間を記載すること」[5)]とされていますね。

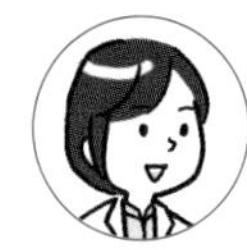

カドサイラの場合，点滴静注用の100mgと160mgが一緒に書かれていますね。

有効成分の含量違いの製品はこのように一緒に記載することが可能ですが，医療用医薬品の添付文書等の新記載要領では，「同一成分を含有する医薬品であっても，使用者の誤解を招かないよう，投与経路の異なる医薬品は添付文書等を分けて作成すること」とされています。また，「効能又は効果や用法及び用量によって注意事項や副作用が著しく異なる場合は分けて記載すること」とされています。さらに，「後発医薬品及びバイオ後続品の「使用上の注意」及び「取扱い上の注意」の記載は，原則として，それぞれの先発医薬品及び先行バイオ医薬品と同一とすること。ただし，製剤の違いによって異なる記載とする必要がある場合はこの限りでない。」と書かれていますので，注意が必要ですね。

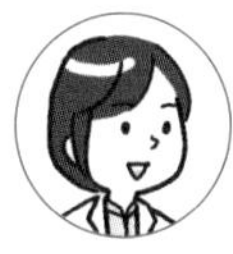

投与経路が異なると同じ有効成分でも別の添付文書になるのですね。では，製剤に関する内容は他のどの項目に書かれていますか？

意外にたくさんあるんですよ。3. 組成・性状，6. 用法・用量，7. 用法・用量に関する注意，8. 重要な基本的注意，9. 特定の背景を有する患者に関する注意，10. 相互作用，11. 副作用，13. 過量投与，14. 適用上の注意，15. その他の注意，16. 薬物動態，20. 取扱い上の注意，21. 承認条件，22. 包装，26. 製造販売業者等，などに関係があると思います。

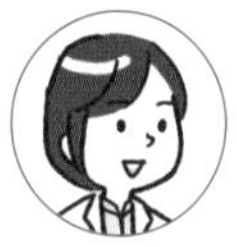

多くの項目に製剤は関わっているのですね。そんな認識はありませんでしたので，これから気をつけてみるようにしたいと思います。

製剤は多くの項目に関わっていますが，添付文書新記載要領では，「複数の項目にわたる重複記載は避けること」とされていますので，本来書かれているはずの項目とは別の項目のところに情報が記載されているかもしれませんので，他の項目についても情報を確認する必要がありますよ。

まとめ

❶ 製剤化は，有効成分の有効性・安全性・品質・機能性・使用性の向上のために行われる。

❷ キット製剤，コンビネーション製剤，院内製剤，薬局製剤などの製剤の開発も進んでいる。

❸ 製剤に関する情報は添付文書の多くの項目に関わっているが，情報の重複記載を避けるため，本来書かれているはずの項目以外のところに当該情報が記載されていることもあるので，注意が必要である。

参考文献

1) 原薬GMPのガイドラインについて（平成13年11月2日医薬発第1200号厚生労働省医薬局長通知）
2) 新有効成分含有医薬品のうち原薬の不純物に関するガイドラインについて（平成7年9月25日薬審第877号厚生省薬務局審査課長通知，平成9年6月23日薬審第539号一部改正）
3) 医薬品及び医薬部外品の製造管理及び品質管理の基準に関する省令（平成16年12月24日厚生労働省令第179号）
4) コンビネーション製品の承認申請における取扱いについて（平成26年10月24日付け薬食審査発1024号第2号，厚生労働省医薬食品局審査管理課長，大臣官房参事官，医薬食品局安全対策課長，監視指導・麻薬対策課長通知）
5) 医療用医薬品の添付文書等の記載要領について，令和2年8月31日最終改正
6) カドサイラ添付文書

2 剤形はどうやって選べばいいの？

第18改正日本薬局方では77の剤形が掲載されています。その中で最も使われているのが錠剤で，続いて注射液剤，外用液剤，カプセル剤の順です。剤形の選択は，患者さんの個々の状態に合わせて，有効性，安全性，機能性，使用性，保存性などの観点で最適なものが選択されます。高齢者や小児に対しては新しい剤形や投与法の開発が進んでいます。

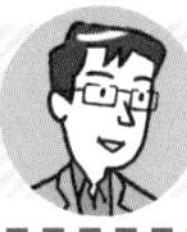

剤形の種類

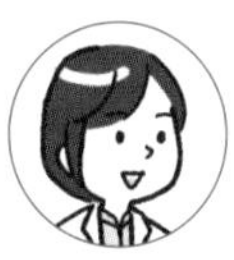

先生，製剤化が必要な理由はわかりましたが，製剤の剤形は何種類あるのですか？

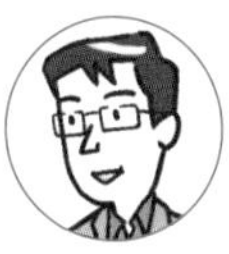

2021年に公示された第18改正日本薬局方の製剤総則製剤各条では77剤形が収載されています（**表1**）。最近になって追加された剤形は第17改正日本薬局方第1追補で，経口フィルム剤，口腔内崩壊フィルム剤の2剤が，第17改正日本薬局方第2追補で，リポソーム注射剤があります。

表1　日本薬局方に掲載されている剤形

経口投与する製剤	
錠　剤	口腔内崩壊錠，チュアブル錠，発泡錠，分散錠，溶解錠
カプセル剤	硬カプセル剤，軟カプセル剤
顆粒剤	発泡顆粒剤
散　剤	
経口液剤	エリキシル剤，懸濁剤，乳剤，リモナーデ剤
シロップ剤	シロップ用剤
経口ゼリー剤	
経口フィルム剤	口腔内崩壊フィルム剤
口腔内に適用する製剤	
口腔用錠剤	トローチ剤，舌下錠，バッカル錠，付着錠，ガム剤
口腔用液剤	含嗽剤
口腔用スプレー剤	
口腔用半固形剤	
注射により投与する製剤	
注射剤	輸液剤，埋め込み注射剤，持続性注射剤，リポソーム注射剤
透析に用いる製剤	
透析用剤	腹膜透析用剤，血液透析用剤
気管支・肺に適用する製剤	
吸入剤	吸入粉末剤，吸入液剤，吸入エアゾール剤
目に投与する製剤	
点眼剤	
眼軟膏剤	

耳に投与する製剤	
点耳剤	
鼻に適用する製剤	
点鼻剤	点鼻粉末剤，点鼻液剤
直腸に適用する製剤	
坐　剤	
直腸用半固形剤	
注腸剤	
腟に適用する製剤	
腟　錠	
腟用坐剤	
皮膚などに適用する製剤	
外用固形剤	外用散剤
外用液剤	リニメント剤，ローション剤
スプレー剤	外用エアゾール剤，ポンプスプレー剤
軟膏剤	
クリーム剤	
ゲル剤	
貼付剤	テープ剤，パップ剤
生薬関連製剤	
エキス剤	
丸　剤	
酒精剤	
浸剤・煎剤	
茶　剤	
チンキ剤	
芳香水剤	
流エキス剤	

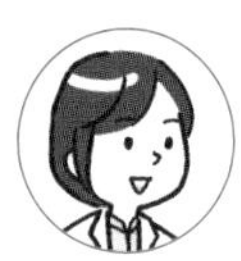

そんなにたくさんあるんですね。以前あった剤形がなくなったものもあるんですか？

【組成・性状】

〈組　成〉

	カロナール細粒20%	カロナール細粒50%
有効成分	(日局)アセトアミノフェン	
1g中	200mg	500mg
添加物	ヒドロキシプロピルセルロース，乳糖水和物，サッカリンナトリウム水和物，黄色5号，香料	

〈製剤の性状〉

本剤は淡橙色の細粒で，わずかにオレンジようのにおいがあり，味は甘く，のち苦い。

	カロナール細粒20%	カロナール細粒50%
識別コード（分包）	0.5g　SD116	0.6g　SD121
	1.0g　SD117	1.0g　SD122

図1　カロナール細粒　組成・性状

カロナール細粒添付文書〔2021年3月改訂(第13版)〕

日本独特の製剤で，調剤のしやすさなどのメリットがある「細粒剤」は日局16から顆粒剤の範疇に含まれているということで，製剤総則から記載がなくなりました。しかし，現在でも添付文書では細粒という剤形名は使用されていますね（**図1**）。

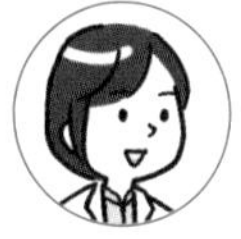

どの剤形が多く使われているのですか？

平成29年の医薬品剤型分類別生産金額によると，錠剤が圧倒的に多く（46.0%），続いて注射液剤，外用液剤，カプセル剤の順になっていますね（**表2**）。なお，ここでは「剤型」という漢字が使われていますが，現在では日本薬局方や教科書などでは，「剤形」が一般的に使用されています。

表2　平成29年 医薬品剤型分類別生産金額

剤型分類	生産金額		対前年増減		構成割合	
	平成29年	平成28年	増減額	比　率	平成29年	平成28年
	百万円	百万円	百万円	%	%	%
総　数	6,721,317	6,623,860	97,457	1.5	100	100
散剤・顆粒剤等	366,201	386,409	−20,208	−5.2	5.4	5.8
錠　剤	3,043,763	3,049,389	−5,626	−0.2	45.3	46
丸　剤	15,456	15,390	66	0.4	0.2	0.2
カプセル剤	426,239	425,401	838	0.2	6.3	6.4
内用液剤	146,566	161,967	−15,401	−9.5	2.2	2.4
注射液剤	527,534	469,191	58,343	12.4	7.8	7.1
粉末注射剤	239,178	222,609	16,569	7.4	3.6	3.4
外用液剤	415,194	449,993	−34,799	−7.7	6.2	6.8
エアゾール剤	25,951	17,390	8,561	49.2	0.4	0.3
軟膏・クリーム剤	157,421	157,055	366	0.2	2.3	2.4
坐　剤	12,178	12,453	−275	−2.2	0.2	0.2
硬膏剤・パップ剤・パスタ剤	223,245	216,591	6,654	3.1	3.3	3.3
その他	1,122,390	1,040,023	82,367	7.9	16.7	15.7

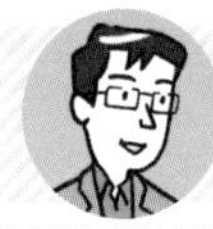

剤形ごとの特性を理解して患者さんに合ったものを選びましょう。

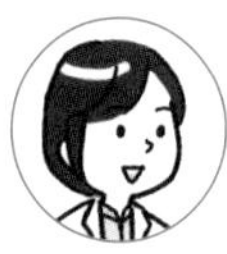

77種もの剤形が存在することがわかりましたが，このように多くの剤形の中から，どのようにして患者さんに適した剤形を選択すればよいのでしょうか？

重要なポイントですね。剤形の選択は，患者さんの個々の状態に合わせて，有効性，安全性，機能性，使用性，保存性などの観点で最適なものを選択します。それには，全身投与か局所投与かも関係しますし，患者さんの年齢・性別・症状・状態・遺伝的要因やニーズ等によって変わります。例えば，高齢者をはじめとする嚥下障害患者に対しては，服用しやすい口腔内崩壊錠のような剤形にしたり，服用方法（簡易懸濁法，服薬補助ゼリー）を変更する必要があります。

また，市販されている剤形では薬剤の服用が困難な患者さんに対し，医師の了解を得た上で錠剤を砕くなど，剤形を加工した後に調剤を行う必要があります。その場合には，嚥下困難者用製剤加算80点（処方箋受付1回につき）が付きますね。そのほか，患者さんの日常生活動作（ADL）の低下に適した剤形を選択することも重要ですし，ポリファーマシーや残薬の観点からすると，配合薬の選択も押さえておく必要がありますね。

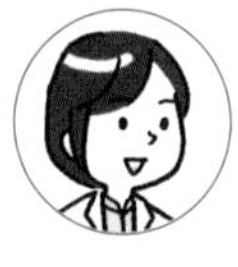

小児に対する薬剤はいまだに少ない感じがします。

小児に対する薬剤のニーズは高いのですが，わが国では小児用製剤の開発は義務ではありませんので，まだ少ないようですね。実は，小児に処方される医薬品の6～7割が適応外との指摘もあります。この背景には，小児の用法・用量が記載されたものは全体の約30%に過ぎないことがあります。また，小児用の剤形のない医薬品が多く存在していることから，医療現場において剤形変更が行われています。

(A) 小児用

1．組成

販売名	ラモトリギン錠小児用 2 mg「日医工」	ラモトリギン錠小児用 5 mg「日医工」
有効成分	1錠中 ラモトリギン 2 mg	1錠中 ラモトリギン 5 mg
添加物	沈降炭酸カルシウム，ケイ酸マグネシウムアルミニウム，低置換度ヒドロキシプロピルセルロース，デンプングリコール酸ナトリウム，サッカリンナトリウム水和物，ポビドン，香料，ステアリン酸マグネシウム	

販売名		ラモトリギン錠小児用 2 mg「日医工」	ラモトリギン錠小児用 5 mg「日医工」
剤形		素錠	
色調		白色	
外形	表面	n 406	n 407
	裏面	2	5
	側面		
直径（mm）		4.8	8.1×4.1
厚さ（mm）		1.5	2.4
質量（mg）		40	100
本体コード		n 406 2	n 407 5
包装コード		ⓝ406	ⓝ407

(B) 成人用

販売名	ラモトリギン錠 25mg「日医工」	ラモトリギン錠 100mg「日医工」
有効成分	1錠中 ラモトリギン 25mg	1錠中 ラモトリギン 100mg
添加物	沈降炭酸カルシウム，ケイ酸マグネシウムアルミニウム，低置換度ヒドロキシプロピルセルロース，デンプングリコール酸ナトリウム，サッカリンナトリウム水和物，ポビドン，香料，ステアリン酸マグネシウム	

販売名		ラモトリギン錠 25mg「日医工」	ラモトリギン錠 100mg「日医工」
剤形		素錠	
色調		白色	
外形	表面	n 404	n 405
	裏面	25	100
	側面		
直径（mm）		4.8	8.4
厚さ（mm）		2.0	3.2
質量（mg）		62.5	250
本体コード		n 404 25	n 405 100
包装コード		ⓝ404	ⓝ405

図2　小児用製剤の例

ラモトリギン錠小児用2mg・5mg「日医工」／ラモトリギン錠25mg 100mg「日医工」添付文書〔2020年2月改訂（第5版）〕より

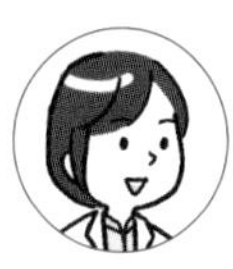

確かに経験があります。
注意点はありますか？

例えば，薬剤の安定性，吸収性，味などの問題が生じる可能性もありますし，薬剤師の薬剤曝露の危険性もありますね。
1-5（70ページ）で解説するので，しっかり勉強しましょう。現在でも，ラモトリギン錠小児用といった有効成分の含有量が少なく，小型の錠剤も存在します（**図2**）。さらに，経口ゼリー剤，ミニタブレット，マイクロタブレット，ミニOD錠，口腔内崩壊フィルム剤などの新しい製剤の開発も行われています。

ただし2021年現在でも，抗菌薬のリファンピシンなどは，小児適応も小児用剤形もないことや小児の急性リンパ性白血病の治療においても小児に適した剤形がないために，服薬しづらい状況が続いています。現在，わが国でも小児医薬品開発ネットワークが作られたりして，小児製剤の開発に向けた取り組みが行われています。

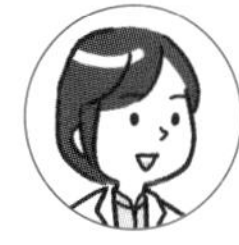

外用薬についても多くの剤形がありますね。

その通りですね。軟膏とクリームの違い，テープ剤とパップ剤の違いなども患者さんにとってはわかりづらいかもしれませんので，わかりやすい説明が必要ですね。
外用抗真菌薬にはさまざまな剤形が存在します（**表3**）。この場合，病変によって剤形をうまく活用すると治療効果が高まります。例えば，浸軟など刺激性皮膚炎を起こしやすい病変では軟膏を用います。合併症のない足白癬では，患者さんの好みに応じて剤形を選択します。ベタつきを嫌う患者さんの場合には，クリーム剤や液剤を使用します。液剤は，容器の先を押しつけないと薬剤が出てこない構造になっていたり，容器を上に向けると出ない構造になっていることから，「上向きの面には塗れないので使いにくい」と言う患者さんがいます。また，「液剤は，垂れるので使用感がよくない」，「チューブから出すタイプの方が使い慣れていてよい」と言う患者さんにはクリームを処方します。足底が乾燥傾向にある場合，保湿効果も期待できるクリームや軟膏が好ましいです。体部白癬では，クリームか軟膏を使用します。

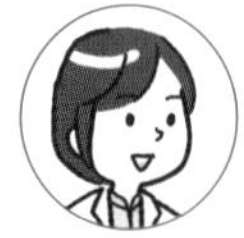

抗真菌薬の外用薬一つとっても患者さんのニーズや症状などにより適切な剤形を使い分ける必要があるのですね。奥が深いですね。

表3　外用抗真菌薬の白癬菌に対する効果と剤形

一般名	先発品の商品名	白癬菌への効果		剤　形			
		添付文書上の効能・効果	実際の効果	クリーム	軟　膏	液　剤	ローション
イミダゾール系 ルリコナゾール	ルリコン	●	●	●	●	●	
ラノコナゾール	アスタット	●	●	●	●	●	
ケトコナゾール	ニゾラール	●	×	●			●
ネチコナゾール	アトラント	●	●	●	●	●	
ビホナゾール	マイコスポール	●	×	●		●	
モルホリン系 アモロルフィン	ペキロン	●	●	●			
チオカルバミン酸系 リラナフタート	ゼフナート	●	●	●		●	
アリルアミン系 テルビナフィン	ラミシール	●	●	●		●	
ベルジルアミン系 ブテナフィン	ボレー，メンタックス	●	●	●		●	

その通りですね。さらにはこのように多くの剤形が存在するにもかかわらず，調剤報酬には「自家製剤加算」があり，薬局製剤が調製されていることはすでに話をしましたね。それぞれの医薬品に対してすべての剤形がラインアップされているわけでもありませんので，薬剤師業務が多岐にわたることもわかりますね。

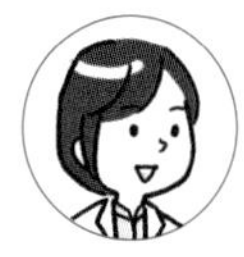

剤形が変化しないものの計量混合調剤加算に該当する業務もありますからね。

まとめ

❶ 第18改正日本薬局方には77種の剤形が記載されている。

❷ 患者さんの病気の種類，症状，体質，年齢，日常生活動作，ニーズなどを考慮して剤形を選択する。

❸ 治療効果を最大限に発揮させるためにはしっかりと服薬指導を行うことが大事。

❸ それぞれの医薬品ごとに患者さんに適した剤形がすべて用意されているわけではない。

参考文献

1) 厚生労働省薬価基準収載品目リスト及び後発医薬品に関する情報について（令和2年12月11日適用）https://www.mhlw.go.jp/topics/2020/04/tp20200401-01.html
2) 第18改正日本薬局方
3) 第17改正日本薬局方第1追補
4) 第17改正日本薬局方第2追補
5) 薬事工業生産動態統計調査，平成29年（概要）薬事工業生産動態統計調査
6) カロナール細粒　添付文書
7) 高齢者の医薬品適正使用の指針
8) 本邦における小児医薬品開発推進のための提言，日本小児科学会雑誌 120巻10号 1453～1461（2016年）
9) 石川 洋一（監），小児製剤ハンドブックPHARM TECH JAPAN　2020年9月臨時増刊号，Vol.36 No.14），じほう（2020）
10) ラモトリギン錠　添付文書
11) 日経メディカル，皮膚科のくすり虎の巻　第4回効果と剤形で選択，治療成功の肝は外用指導 https://medical.nikkeibp.co.jp/leaf/mem/pub/series/tsunemi2/201502/540419.html

3 先発品とジェネリック医薬品とオーソライズドジェネリック医薬品の違いは？

先発品は，新薬とも呼ばれ，長い研究開発期間をかけ臨床試験（治験）を経て新しい成分の有効性や安全性が確認されたのちに国の承認を受けて発売される医薬品です。先発品は，薬価や薬事申請の観点から，「ジェネリック医薬品（GE）がない先発医薬品」，「同一剤形・規格のGEがある先発医薬品」，「GEのある先発医薬品」，「長期収載品」，「準先発品」，「基礎的医薬品」，「新医薬品」などに分類されています。GEの添付文書には，生物学的同等性試験データ，溶出試験の適合性，安定性試験データ等が記載されるとともに，平成31年（2019年）4月より，新記載要領に基づく添付文書の改訂が順次行われ，警告・禁忌・重要な基本的注意，相互作用・副作用や適用上の注意などは，すべて先発医薬品とジェネリック医薬品で同一の記載内容になり，さらに，薬物動態，臨床成績や薬効薬理についても，先発品と同等の情報の記載が求められます。オーソライズドジェネリック医薬品（AG）はGEの一つであるが，製造プロセスの違いによって，AG1，AG2，AG3に分類され，先発品と同一のAGはAG1です。

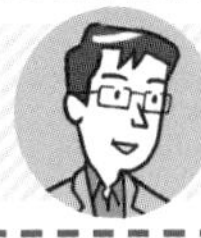

先発品の分類

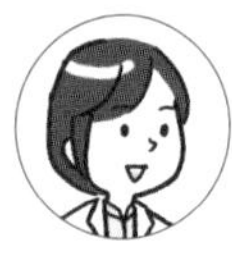

2021年は薬価改定が毎年行われる最初の年になりましたね。そのためか薬価関連の話で先発品とGEとAGについての話題がよく取り上げられますね。先発品とGEとAGの違いは何ですか？

先発品はご存知のとおり新薬とも呼ばれ，長い研究開発期間をかけ臨床試験（治験）を経て新しい成分の有効性や安全性が確認されたのちに国の承認を受けて発売される医薬品です。
薬価の切り口から考えると，先発品は，「GEがない先発医薬品」，「同一剤形・規格のGEがある先発医薬品」および「GEのある先発医薬品」の3つに分かれます。また，昭和42年以前に承認・薬価収載された医薬品のうち，価格差のあるGEがあるものについては，「準先発品」（内用薬及び外用薬に限る。）と呼ばれます。さらに，明確な定義はありませんが，特許が切れてGEが販売されている先発品のことを「長期収載品」とも呼びます。また，「基礎的医薬品」は，保険医療上の必要性が高く，医療現場において長期間にわたり広く使用されて有効性・安全性が確立されている医薬品であって，継続的な市場への安定供給を確保する必要があることから薬価上の措置が行われた医薬品群のことを指します。

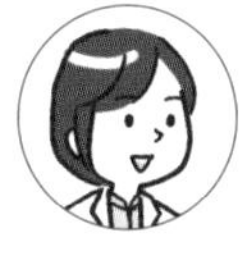

薬価の視点で分類できるんですね。

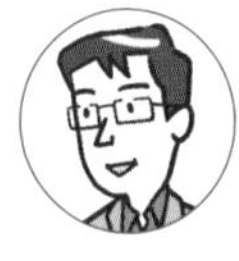

一方で，一定の条件を満たす特許期間中の先発品の薬価が下がらないようにする仕組みとして「新薬創出・適応外薬解消等促進加算」があり，希少疾病用医薬品や新規作用機序医薬品の開発を促進しています。さらに，医薬品の申請に当たっては，「新医薬品」という分類があり，これはすでに承認を与えられている医薬品と有効成分，分量，用法，用量，効能，効果等が明らかに異なる医薬品のことであり，主に，新有効成分含有医薬品，新医療用配合剤，新投与経路医薬品，新効能医薬品，新剤形医薬品，新用量医薬品などを指します。

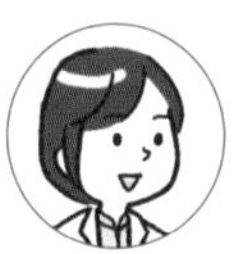

先発品といっても薬価や申請の観点から考えると
いろいろなものに分類されるのですね。

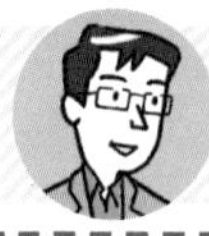

GEの分類

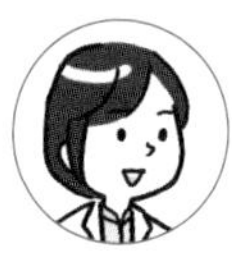

一般的なGEについて教えてください。

一般的なGEは，先発品と有効成分は同一ですが，原薬，添加剤，製造方法，形状・色・味，製剤の安定性，製造場所は異なるケースが多いです。それゆえ，GEの製造販売を申請する場合には，製剤の規格，安定性に関する加速試験および生物学的同等性試験などの結果をPMDA（医薬品医療機器総合機構）に提出し，承認を得る必要があります。GEは先発品と効果は同等であり，先発品より薬価が安いことが特徴です。

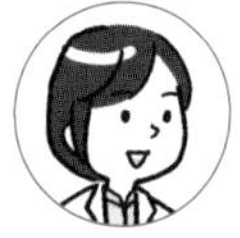

GEの添付文書は先発品に比べて情報が少ないように感じますが…。

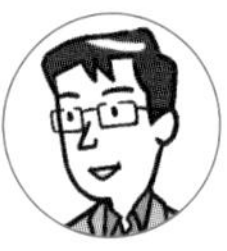

GEの薬事申請に際しては，臨床試験のデータは必要ないため，情報量は少なくなります。ただし，GEの添付文書には，生物学的同等性試験データ，溶出試験の適合性，安定性試験データ（**図1**）が掲載されています。平成31年（2019年）4月より，新記載要領に基づく添付文書の改訂が順次行われ，警告・禁忌・重要な基本的注意，相互作用・副作用や適用上の注意などは，すべて先発品とGEで同一の記載内容になり，さらに，薬物動態，臨床成績や薬効薬理についても，先発医薬品と同等の情報の記載が求められていますので，内容は充実してくると思います。

【薬物動態】
1. 生物学的同等性試験
○ニフェジピンL錠10mg「サワイ」
　ニフェジピンL錠10mg「サワイ」と標準製剤を健康成人男子にそれぞれ1錠（ニフェジピンとして10mg）空腹時及び食後単回経口投与（クロスオーバー法）し，血漿中ニフェジピン濃度を測定した。得られた薬物動態パラメータ（AUC，Cmax）について統計解析を行った結果，両剤の生物学的同等性が確認された。
2. 溶出挙動
　本製剤は，日本薬局方外医薬品規格第3部に定められた規格に適合していることが確認されている。

図1　生物学的同等性，溶出性，安定性の試験データ
ニフェジピンL錠10mg「サワイ」/ニフェジピンL錠20mg「サワイ」　添付文書〔2016年10月改訂（第14版）〕より

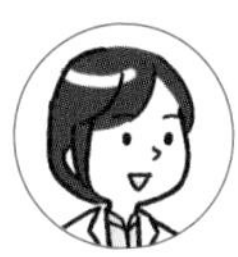

なるほど。では，「GEのない先発医薬品」，「同一剤形・規格のGEがある先発医薬品」，「GEのある先発医薬品」やGEの種類や価格はどうやって調べたらよいですか？添付文書に載っていますか？

添付文書には載っていませんね。厚生労働省のホームページに「薬価基準収載品目リスト及び後発医薬品に関する情報について」というサイトがありますので，参考にしてください。

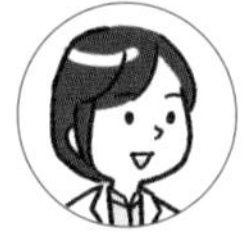

ところで，効果が同等であって，安価なGEでも使用したくないと思う患者さんもおられますよね。

2020年9月までにGEの使用割合を80%とする政府目標を達成できなかったことはニュースになりましたが，同年9月時点で78.3%ですので，GEの使用割合が高いことは事実ですね。病院でGEを採用する際に重視している点として「GEメーカー・卸が十分な在庫を確保していること」，「後発医薬品の適応症が先発医薬品と同一であること」，「後発医薬品メーカーが品質について情報開示をしていること」などが挙げられています。一方でGEを使用したくないという理由の多くが，「GEの効き目や副作用に不安があるから」，「使いなれたものがいいから」ですね。

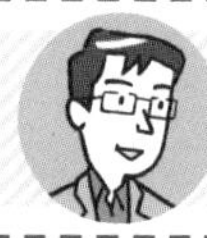

オーソライズド・ジェネリックとは？

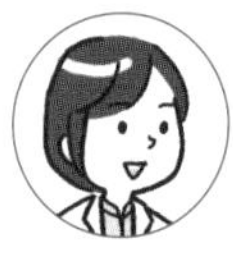

それでは，オーソライズドジェネリック医薬品（AG）についてはいかがですか。最近，多くのAGが発売されていますよね。

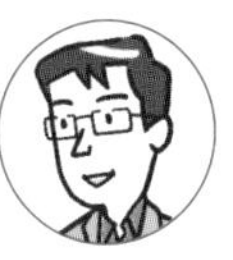

これまでに約50種類の有効成分を含有するAGが薬事承認されています。
AGといっても制度的にはGEに分類され，薬価算定上もGEとして算定されます。ただし，AGは先発品メーカーが認定し，先発品と同一の原薬・添加剤・製造方法等で製造されたGE，または先発医薬品メーカーから特許実施の許諾を得て，ほかのGEに先行して販売することのできるGEのことを指します。例えば，先発品の特許期間満了が再審査期間満了より遅い場合は，ほかのGEに先駆けて発売することができます。そうすると，いち早くGEへ切り替えられるので，患者さんの自己負担が減るというメリットがありますね。

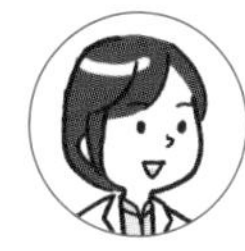

そうですね。
AGは先発品と全く同じなので患者さんも安心ですね。

そう考えている薬剤師も少なくないと思います。でも，AGはいくつかの種類に細分化されていて，AGの中でも，一般的なGEと変わらないものも存在します（**表1**）。実際には，製造プロセスによって，AG1，AG2，AG3に分類されます。AG2，AG3では承認申請のとき一般的なGEと同様に生物学的同等性試験を行っています。

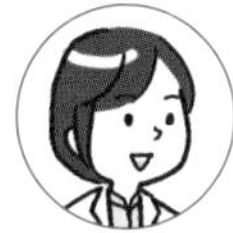

え，そうなんですか？　AGに種類があったなんて知りませんでした。AG2やAG3カテゴリーで生物学的同等性試験を経て上市されているAGは一般的なGEとなんら変わらないということですね。

そうなんです。薬剤師の役割としてこれらの情報を患者さんにきちんと伝えることも重要です。AGというと，製薬メーカーの一種の“宣伝文句”であるという側面を忘れてはなりません。私たち現場の薬剤師が後発品を選択する際に，「AGだから」という理由だけで選んでしまうのはAGの本質を知らないことになりますね。製剤的な工夫などをきちんと評価した上で後発品を選択することを怠らないようにしたいものです。

表1　AGのタイプ

先発品との比較	オーソライズジェネリック（AG）			一般的なジェネリック
	AG1	AG2	AG3	
有効成分	同一	同一	同一	同一
原　薬	同一	同一	異なる	異なる*
添加物	同一	同一	同一	異なる*
製　法	同一	同一	同一	異なる*
製造工場	同一	異なる	異なる	異なる*
製造技術	同一	異なる	異なる	異なる*

＊同一の場合もあり。　　武藤正樹氏（国際医療福祉大学大学院）提供資料（一部改変）

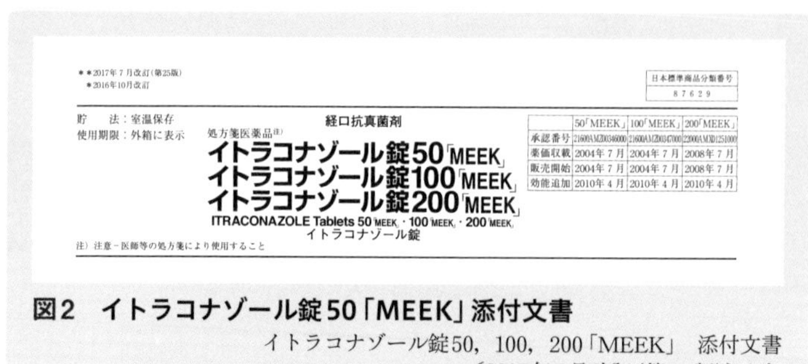
＊＊2017年7月改訂(第25版)
＊2016年10月改訂

日本標準商品分類番号
87629

貯　　法：室温保存
使用期限：外箱に表示

経口抗真菌剤
処方箋医薬品注)

イトラコナゾール錠50「MEEK」
イトラコナゾール錠100「MEEK」
イトラコナゾール錠200「MEEK」
ITRACONAZOLE Tablets 50「MEEK」・100「MEEK」・200「MEEK」
イトラコナゾール錠

	50「MEEK」	100「MEEK」	200「MEEK」
承認番号	21600AMZ00346000	21600AMZ00347000	22000AMX01251000
薬価収載	2004年7月	2004年7月	2008年7月
販売開始	2004年7月	2004年7月	2008年7月
効能追加	2010年4月	2010年4月	2010年4月

注）注意－医師等の処方箋により使用すること

図2　イトラコナゾール錠50「MEEK」添付文書

イトラコナゾール錠50，100，200「MEEK」　添付文書
〔2017年7月改訂（第25版）〕より

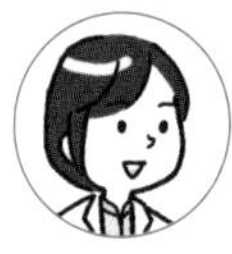

そうなんですね。もっと勉強したいと思います。ところで，2020年末のイトラコナゾール後発品の回収をはじめとしたGEの自主回収が相次いでいますね。GEに対する信頼度は下がっているのではないでしょうか？

確かにそうですね。最近の医師に対するアンケート結果からもそのようなデータがでていますね。ところで，添付文書の冒頭に書かれているGEの名称には「」の部分があります（**図2**）。

この「」の中につけられている屋号は自由につけることができますが，製造元が1社でも別々の屋号がついています。今回問題になったイトラコナゾール「MEEK」ですが，MEEK＝Meiji Endorsable and Essential generics made by Kobayashiとインタビューフォームに記載されています。このように公開されていて，製造元がわかるものもあれば，そうでないものもあります。さらに言えば，先発医薬品であっても他の企業に製造を委託しているケースもあり，それらはまず公になることはありません。今回の問題を契機に，屋号と製造元の紐づけをするなど，情報の透明化が図られるといいですね。

まとめ

❶ 先発品は，新薬とも呼ばれ，長い研究開発期間をかけ臨床試験（治験）を経て新しい成分の有効性や安全性が確認されたのちに国の承認を受けて発売される医薬品である。

❷ 先発品は，薬価や薬事申請の観点から，「先発医薬品」，「同一剤形・規格のGEがある先発医薬品」，「ジェネリック医薬品（GE）のある先発医薬品」，「長期収載品」，「準先発品」，「基礎的医薬品」，「新医薬品」などに分類される。

❸ GEの添付文書には，生物学的同等性試験データ，溶出試験の適合性，安定性試験データ等が記載される。警告・禁忌・重要な基本的注意，相互作用・副作用や適用上の注意などは，すべて先発品とGEで同一の記載内容になり，さらに，薬物動態，臨床成績や薬効薬理についても，先発品と同等の情報の記載が求められる。

❹ AGはGEの一つであるが，製造プロセスの違いによって，AG1，AG2，AG3に分類され，先発品と同一のAGはAG1である。

参考文献

1）後発品の添付文書等における情報提供の充実について，平成30年4月13日，薬生薬審発0413第2号，薬生安発0413第1号
2）日本ジェネリック協会ホームページ，ジェネリック医薬品Q&A
https://www.jga.gr.jp/medical/faq.html
3）厚生労働省，薬価基準収載品目リスト及び後発医薬品に関する情報について（令和2年12月11日適用）
https://www.mhlw.go.jp/topics/2020/04/tp20200401-01.html
4）東京都，後発医薬品（ジェネリック医薬品）に関するアンケート結果，2021年3月10日
5）医療用医薬品の添付文書等の記載要領について，平成29年6月8日付け薬生発0608第1号，厚生労働省医薬・生活労働局長通知
6）医療用医薬品の添付文書等の記載要領の改訂について，令和2年8月31日付け厚生労働省医薬・生活労働局長通知
7）日医工ホームページ，オーソライズドジェネリック（AG）とは何ですか
https://www.nichiiko.co.jp/medicine/knowledge/0023.php
8）ニフェジピンL錠10mg「サワイ」添付文書
9）日経メディカル，医師6446人に聞いた「後発医薬品回収の影響」後発医薬品の回収で処方に影響があったのは2割　影響あった医師の半数が「信頼度は低下している」
https://medical.nikkeibp.co.jp/leaf/mem/pub/series/1000research/202012/568364.html
10）イトラコナゾール錠50mg「MEEK」添付文書

コラム　医療用医薬品の添付文書等の新記載要領について（製剤関連）

平成29年6月8日に「医療用医薬品の添付文書等の記載要領について」が厚生労働省から発出されました。現在，新記載要領に基づく医療用医薬品の添付文書の改訂が進んでいます。また，平成31年1月17日には，医療用医薬品の添付文書等の記載要領に関する質疑応答集（Q&A）が厚生労働省から，平成30年3月14日には，新記載要領に基づく医療用医薬品添付文書等の作成にあたってのQ&Aについて（その1）が日本製薬団体連合会から通知されました。ここでは，これらの文章を参考にして，新記載要領に基づく添付文書等の記載要領の中の製剤に関する主な内容を**表1**にまとめました。

表1　新記載要領における主な製剤に関する記載内容

項目名等	内　容
全般的事項	医薬品の情報を直接の容器（被包），又は直接の容器等に貼付したラベルに記載する場合でも，可能な範囲で新記載要領に基づいて作成すること。
添付文書等記載の原則	後発医薬品又はバイオ後続品の「使用上の注意」や「取扱い上の注意」の情報は，原則として先発医薬品と同一とする。
エ．貯法，有効期間	・製剤が安定な場合，添付文書の「貯法」には「室温保存」と記載し，「有効期間」には安定性試験の結果から担保されている有効期間，すなわち製造販売業者にて使用期限を管理する際に用いている有効期間を記載すること。 ・「外箱に表示の使用期限内に使用すること。」は記載する必要はない。 ・製造販売承認書では「遮光保存」としているが，個包装によって遮光性を確保している場合や同書では「遮光した気密容器」としているが，アルミピロー包装により遮光性及び気密性を確保している場合は，製剤が包装された状態から，更に遮光保存又は気密容器で保存が必要ではないため，添付文書の「貯法」に「遮光保存」や「遮光した気密容器」の記載は不要であり，温度に関する保存条件のみ記載すること。ただし，光安定性試験や開封後の安定性試験などの結果から，個包装又はアルミピロー包装開封後に光や湿度の影響を受けることが示されている場合には，「20．取扱い上の注意」に開封後の保存条件として，「外箱開封後は遮光して保存すること」，「アルミピロー包装開封後は，湿気を避けて遮光して保存すること」などの注意を記載すること。
キ．名称	剤形などは英字表記すること。剤形などの英字表記は，液剤（liquid）などの不可算名詞を除き，原則として複数形（capsules，tablets，syringesなど）で記載すること。

<table>
<tr><td>3.1 組成</td><td>・医薬品添加物については，原則として製造販売承認書の「成分及び分量又は本質」欄における有効成分以外の成分について，注射剤（体液用材，人工灌流用剤，粉末注射剤を含む。）にあっては名称及び分量，その他の製剤にあっては名称をそれぞれ記載すること。

※（理由）注射剤にあっては，血管内又は組織に直接注入されることから人体への侵襲性が高く，微量な添加物でも影響を生じやすいと考えられることから分量まで記載する。一方，外用剤や内容剤については，皮膚又は消化管での吸収過程を経ることから厳密な分量を記載することの意義が乏しく，また，生じる副作用は必ずしも分量にやらないことが多いとされている。

・「細胞培養技術又は組換えDNA技術を応用して製造されるペプチド又はタンパク質を有効成分とする医薬品」，「生物由来製品」又は「特定生物由来製品以外の医薬品」においても産生細胞を記載すること。</td></tr>
<tr><td>3.2 製剤の性状</td><td>・製剤の味及びにおいについては，日局では参考として記載されており，適否の判定基準には用いないことから，記載すべき事項からは削除された。ただし，添付文書の趣旨に鑑み，服薬に影響するような味及びにおいなど，適正使用のために必要な情報の場合には，適宜記載すること。
・水性注射液及びに水性注射液以外の製剤であっても，pH及び浸透圧比など必要な情報の場合は記載すること。</td></tr>
<tr><td>6. 用法及び用量</td><td>細粒等の製剤量を記載する場合は，「7. 用法及び用量に関連する注意」に次のように記載すること。
（記載例）
7.1　1 回あたりの製剤量は以下のとおりである。<table><tr><td></td><td>1日投与量</td></tr><tr><td>○○細粒</td><td>0.5 ～ 1.5g</td></tr></table></td></tr>
<tr><td>7. 用法及び用量に関する注意</td><td>用法及び用量に記載されていない，口腔内崩壊錠の服薬方法，点滴速度や希釈溶解液の調製方法は，原則として，「14. 適用上の注意」に記載すること。</td></tr>
<tr><td>9. 特定の背景を有する患者に関する注意</td><td>承認審査時，再審査時，医薬品添付文書改訂相談において評価されていない場合，「小児等を対象とした臨床試験は実施していない」と記載すること。</td></tr>
<tr><td>9.5 妊婦</td><td>・当該医薬品の臨床使用経験に基づくヒトでの情報を重視して，妊娠，胎児及び出生児への影響を検討し，その内容を記載すること。
・「産婦」の項目が削除されたが，分娩への影響について「9.5 妊婦」に記載すること</td></tr>
<tr><td>9.6 授乳婦</td><td>乳汁移行に関するデータがない場合であっても，「安全性は確立していない」とは記載せず，薬理作用等から影響が懸念される旨など，使用者がリスクを判断できる情報を可能な限り記載すること。既承認医薬品であって，新記載要領に基づく改訂を行うに当たり，情報がなく，記載できない場合は，「治療上の有益性及び母乳栄養の有益性を考慮し，授乳の継続又は中止を検討すること」とのみ記載しても差し支えない。</td></tr>
<tr><td>9.7 小児等</td><td>薬理作用や非臨床試験の結果等から小児における特殊な有害性が懸念される場合は，十分なデータがない旨を「小児等を対象とした臨床試験は実施していない」などの客観的な事実に基づき記載すること。</td></tr>
</table>

10. 相互作用	特定の剤形や特定の効能・効果でのみ相互作用を生じる場合，一般的名称又はブランド名に続けて（　）内に，相互作用を生じる剤形や効能・効果を記載すること。ただし，「局所適用剤は除く」などとは記載しないこと。 （記載例） ○○（経口剤，注射剤） △△（肺高血圧症）
10.1 併用禁忌	・一般的名称を「・」（中点）で繋いで，「成分A・成分B」のように記載すること。 ・先発医薬品を記載する場合には，ブランド名を記載すること。ただし，剤形を限定する必要がある場合はブランド名だけでなく剤形まで記載するなど，併用禁忌となる医薬品が特定されるよう記載すること。原則として，薬効群では記載しないこと。
10.2 併用注意	・相互作用に該当する薬効群のうち，併用される可能性が高い医薬品（汎用されている医薬品）等を優先して，3品目程度を記載すること。 ・当該医薬品の用法・用量の調節に係る具体的な注意（例えば，「1日1回○mgを投与する」，「半量より開始する」，「1日最高用量は○mgまでとする」など）は「7. 用法及び用量に関連する注意」に記載し，相互に参照先として記載すること。具体的な用法・用量ではない注意（例えば,「減量を考慮する」など）は「10.2 併用注意」の「臨床症状・措置方法」に記載すること。
11. 副作用	医薬品を使用する際の手技（（例えば，眼内注射，埋込手術など）に関連する事象については，重篤又は重大な事象であって，当該事象の発生を防止するための注意であれば，「11. 副作用」には記載せず，「8. 重要な基本的注意」に記載すること。
14. 適用上の注意	・「14. 適用上の注意」の「薬剤交付時の注意」に記載すべき「患者への指導」は，薬剤を交付する際に指導する事項として，主に薬剤の使い方に関する事項（服用方法，使用方法など）を記載すること。 ・「14. 適用上の注意」には，患者に対して服用方法や服用時の注意点とともに，「保管方法等を十分に説明する」必要がある場合や保管に際して患者への指導が特に必要な場合にのみ「薬剤交付時の注意」に記載し，必要に応じ，参照先として「20. 取扱い上の注意」を記載すること。 ・薬剤調製後の保管に関する注意（例えば，「溶解後は4時間以内に使用する」など）は「14. 適用上の注意」の「薬剤調製時の注意」に記載すること。これら以外の当該医薬品の管理・保管に関する注意事項は，患者向けか医療関係者向けかによらず，原則として「20. 取扱い上の注意」に記載すること。 ・溶解方法や希釈方法については，希釈時に特定の溶解液のみしか使用不可の場合，溶解時に特別な注意が必要な場合など，特に注意が必要な事項のみを簡潔に記載し，一般的事項は記載しないこと。 ・配合変化については，注射剤であって注射用水，生理食塩液やブドウ糖液等の一般的な溶解液で配合変化が認められる場合，ドライシロップ等であって特定の飲料で溶解又は懸濁した場合に沈殿や苦味等を生じる場合に記載し，配合変化が認められない旨の記載は不要である。 ・内用固形製剤の一包化については，それらが適さない場合にのみ，その理由とともに記載すること。

14. 適用上の注意	・アンプルカットの方法や詳細な溶解手順，一般的な溶解液以外の薬剤（輸液を含む）との配合変化等については，インタビューフォームなどの添付文書以外の媒体を用いて，適宜情報提供を行うこと。 ・調製が要らない製剤（錠剤等）の服用時の注意（例えば，「水以外の飲料で服用しない」など）は，患者への指導事項として特に注意喚起が必要な場合は「薬剤交付時の注意」に含めてよい。ただし，薬剤の有効性及び安全性に影響を及ぼす可能性があり，臨床上注意を要する飲食物等に関する注意喚起は「10. 相互作用」に記載すること。 ・誤投与による重大な副作用又は事故の報告があるなど，特に注意が必要な場合を除き，「本剤は静脈内のみに投与すること」，「本剤は点眼用のみに使用すること」などの一般的な注意は記載不要である。 ・同一の剤形であって，注意事項の内容が異ならない場合は，以下を参考に，可能な限り同じ表記となるよう配慮すること。なお，PTPシート包装に関しては，以下のとおり記載すること。 【PTPシート包装】 14.1 薬剤交付時の注意 PTP包装の薬剤はPTPシートから取り出して服用するよう指導すること。PTPシートの誤飲により，硬い鋭角部が食道粘膜へ刺入し，更には穿孔をおこして縦隔洞炎等の重篤な合併症を併発することがある。 【OD錠】 14.1 薬剤交付時の注意 本剤は舌の上にのせて唾液を浸潤させると崩壊するため，水なしで服用可能である。また，水で服用することもできる。 【ODフィルム】 14.1 薬剤交付時の注意 14.1.1 アルミ包装をめくり，薬剤（フィルム）を取り出して服用するよう指導すること。 14.1.2 本剤は舌の上にのせて唾液を浸潤させると崩壊するため，水なしで服用可能である。また，水で服用することもできる。 【点眼剤】 14.1 薬剤交付時の注意 患者に対し以下の点に注意するよう指導すること。 ・薬液汚染防止のため，点眼のとき，容器の先端が直接目に触れないように注意すること。 ・点眼に際しては，原則として仰臥位をとり，患眼を開瞼して結膜嚢内に点眼し，1 ～ 5分間閉瞼して涙嚢部を圧迫させた後，開瞼すること。 ・他の点眼剤を併用する場合には，少なくとも5分以上間隔をあけてから点眼すること。 ・「光によって分解する」，「着色が認められたものは使用しない」，「火気厳禁」などの注意事項であれば「20. 取扱い上の注意」に記載し，「自動分包器に適さない」などの注意事項であれば「14. 適用上の注意」の「薬剤調製時の注意」などに記載する。 ・安定性試験データは記載不要である。ただし，インタビューフォームなどの添付文書以外の媒体を用いて情報提供を行うこと。 ・開封後の保存条件及び使用期限，使用前に品質を確認するための注意事項を記載する場合，その根拠となる安定性試験等のデータは必要。安定性試験等のデータは製剤によって異なることがあるので，これらの注意事項は当該医薬品を用いたデータに基づき記載すること。

16.1 血中濃度	後発医薬品の生物学的同等性試験について，溶出試験による品質再評価前に実施した結果（動物を用いた同等性試験の結果など）は記載不要である。
22. 包装	包装内に乾燥剤を含む場合，その旨，「22. 包装」に記載すること。
26. 製造販売業者等	「製造販売元」，「販売元」，「提携先」などについて，第2位の項目番号を付し，「26. 製造販売業者等」の後に，「26.1 製造販売元」，「26.2 販売元」，「26.3 提携先」などと記載すること。製造販売業者のみの場合であっても，「26. 製造販売業者等」の後に，「26.1 製造販売元」などと記載すること。

参考資料

1. 医療用医薬品の添付文書等の記載要領について，平成29年6月8日付け薬生発0608第1号厚生労働省医薬・生活衛生局長通知
2. 医療用医薬品の添付文書等の記載要領に関する質疑応答集（Q&A），平成31年1月17日付け厚生労働省医薬・生活衛生局医薬安全対策課事務連絡
3. 医療用医薬品の添付文書等の記載要領の留意事項について，（平成29年6月8日付け薬生安発0608第1号厚生労働省医薬・生活衛生局安全対策課長通知

製剤の種類と添加剤

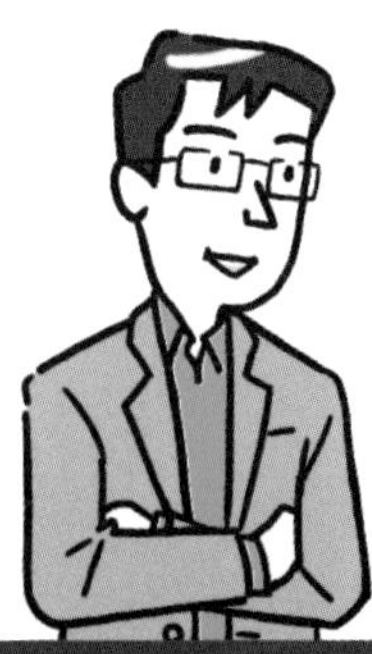

1 1つの有効成分なのに製剤の種類や規格が複数あるのはなぜ?

製剤設計では，有効成分である原薬の特性と治療上の適用に合わせて，投与経路や剤形の選択がなされます。患者さんが病気の治療をする際に，有効成分が効果的に効くように，また，できるだけ苦痛がなく使用できるように製剤は設計されています。さらに，患者さんによって，薬を適用できる時間帯などの生活習慣や，どのような薬を使いたいかというような嗜好などが違うので，幅広いニーズに応えられるように製剤設計はなされています。1つの有効成分でも，適用部位や適用期間などが異なる複数の製剤があることで，患者さんの選択肢が増え，患者さんの治療に対する積極性（アドヒアランス）が向上することが期待されます。

また，患者さんには，乳児から高齢者までの幅広い年齢層の方がおられますし，腎臓や肝臓の機能などの体の状態も人それぞれで違っているので，必要な有効成分の量が異なります。適した規格を選ぶことで，最適な量の有効成分を患者さんに適用することができます。同じ有効成分でも，病気の種類によって，必要な量が異なることもあります。したがって，同じ有効成分の医薬品であっても，複数の規格があるのです。逆にいうと，規格によって適応症が異なるともいえます。製剤によっては，規格ごとに適応症や用法・用量が異なるものがあるので，規格の間違いは単純なミスではすまされない危険性があります。

患者さんのことを第一に考えて製剤は設計されているので，1つの有効成分に対して複数の種類や規格の製剤があるのです。

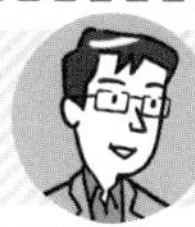

投与経路・適用部位の違い

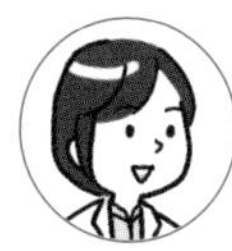

1つの有効成分なのに複数の種類の製剤があるものは，割とありますよね。

そうですね。特に全身投与を目的とした場合には，同じ有効成分で投与経路や適用部位の異なる複数の製剤が設計されていることがあります。

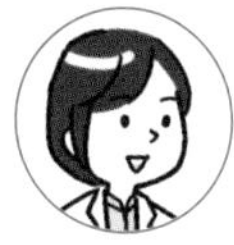

患者さんにとって，経口投与が一番楽かな，と思うのですが，他の投与経路の製剤も使われますよね。

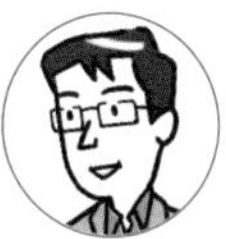

はい。基本的なこととして，消化管内での安定性が悪い薬物や初回通過効果を受ける薬物では，経口投与では十分な効果が得られないことがあります。一方で，経皮や経鼻などの経口投与以外の投与経路は，初回通過効果を受けやすい薬物や消化管内で分解するような薬物の全身投与に有効なのです。例えば，がん疼痛の鎮痛に使用されるフェンタニルは，経口投与では効果を得ることができず，**表1**に示すように投与経路の異なる複数の製剤があります[3)]。

表1　フェンタニルの各種製剤[3)]

有効成分	製剤名	剤　形	投与経路
フェンタニルクエン酸塩	フェンタニル®	注射液	注射（経静脈内）
	フェントス®	貼付剤	経皮
	イーフェン®	バッカル錠	経口腔粘膜
	アブストラル®	舌下錠	経口腔粘膜
フェンタニル	デュロテップ®	貼付剤	経皮
	ワンデュロ®	貼付剤	経皮

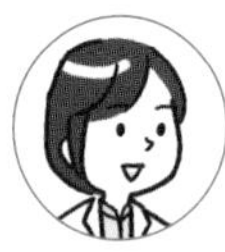

フェンタニルには，注射，経皮，経口腔粘膜といった，複数の投与経路がありますが，薬物が吸収される速さは投与経路によって違いますよね。

はい。例えば，注射は直に体内血流に薬を入れることができますので，素早い効果が期待できます。また，一般的に薬物は，口腔粘膜や鼻粘膜，肺，直腸下部から，投与後に速やかに吸収されます。

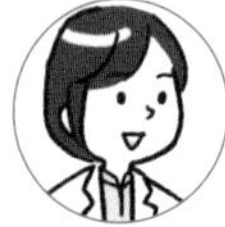

だから，フェンタニルの舌下錠やバッカル錠では，素早い吸収が見込め，がん患者さんの突出痛の鎮痛に用いられるのですね。

そうです。一方，皮膚からの投与では，薬物は角質層を透過した後に体内血流に入りますから，速やかな薬物吸収は見込めませんが，薬物を徐放化することで長期間の効果が期待できます。

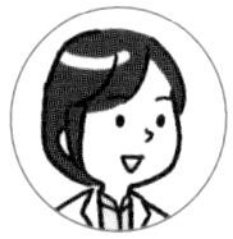

たしかに，フェンタニルの経皮製剤では，1回の貼付で24時間や72時間の持続的な鎮痛が可能ですね[2, 3]。

はい。このように，投与経路の異なる複数の製剤があることで，目的に合わせて製剤を選択することができるのです。

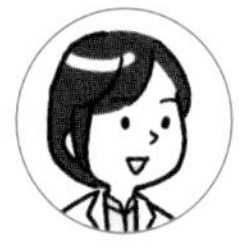

経口投与で効果が得られない場合に限らず，1つの有効成分で複数の投与経路の製剤をもつものは結構ありますよね。

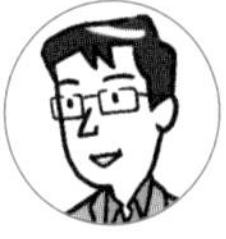

はい。**表2**に，同一の有効成分を含む，投与経路が異なる製剤の例を示します。例えば，片頭痛の治療薬であるスマトリプタン（イミグラン®）には，錠剤，注射剤，点鼻液といった，投与経路の異なる複数の製剤があります。

表2　同一の有効成分を含む投与経路が異なる製剤の例[3, 4]

有効成分	製剤名	剤　形	投与経路
スマトリプタンコハク酸塩	イミグラン®	錠剤	経口
		注射剤	皮下注
		キット皮下注	皮下注
スマトリプタン		点鼻液	経鼻
ツロブテロール塩酸塩	ホクナリン®	錠剤	経口
	ベラチン®	ドライシロップ小児用	経口
ツロブテロール	ホクナリン®	テープ剤	経皮
ブロナンセリン	ロナセン®	錠剤	経口
		散剤	経口
		テープ剤	経皮
ロピニロール塩酸塩	レキップ®	錠剤	経口
		CR（徐放）錠	経口
	ハルロピ®テープ	テープ剤	経皮

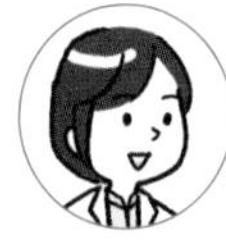

片頭痛では，頭痛だけでなく吐き気を催して，水も飲めない状態となることがあります。このようなときに，点鼻液や皮下注射は役立ちますね[3, 5, 6]。

はい。ほかに，気管支喘息の治療に使用されるツロブテロール（ホクナリン®，ベラチン®）には，錠剤，ドライシロップ小児用に加え，テープ剤があります。気管支喘息では，明け方に発作が起きることから，就寝前にテープ剤を貼付することで持続的な薬物の血液中濃度を保ち，発作を防ぐことができるのです[3, 7]。

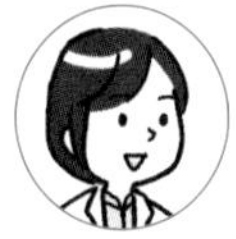

就寝前に薬を貼ることで，患者さんは安心して眠ることができますね。統合失調症治療薬のブロナンセリンやパーキンソン治療薬のロピニロール塩酸塩にも，複数の剤形がありますね。

はい。近年，中枢系に作用する薬物の非経口製剤の開発が進められており，2019年6月には，世界で初めての統合失調症治療薬の経皮吸収型製剤として，ブロナンセリンのテープ剤（ロナセン®テープ）が薬事承認されました。統合失調症の治療では，治療を続けて再発を防ぐことが最も重要であるため，患者さんが選ぶことができる製剤の選択肢が増えることで，アドヒアランス向上が期待されます。さらに，2019年9月にはパーキンソン病の治療に使用されるロピニロール塩酸塩について，テープ剤（ハルロピ®テープ）が承認されています。この背景には，パーキンソン病の患者さんの50～90%に摂食・嚥下障害があることが報告されているように，経口投与が不向きな患者さんが多くいることがあります[3, 4, 8～10]。このように，同一の有効成分であっても，異なる投与経路の複数の製剤があることで，患者さんの選択肢が増え，治療効果が高くなることが期待されるのです。

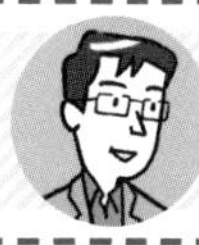

製剤の形状・機能・特性

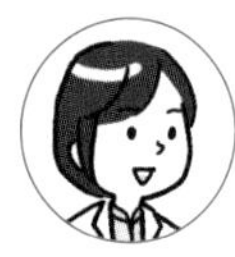

同じ有効成分で，同じ投与経路，適用部位であっても，異なる複数の製剤を持つものも多いですよね。なぜ，同じ投与経路や適用部位で，異なる複数の製剤があるのでしょうか？

これは，一言でいうと，患者さんのニーズに応えて複数の製剤がある，ということができます。

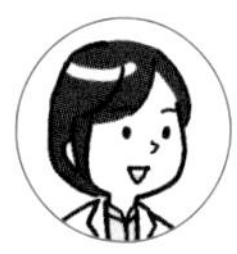

患者さんのニーズに応えてですか？

そうです。製剤は，有効成分が疾病に効くだけではなく，患者さんがストレスなく使えるように工夫されているので，複数の形状の製剤があるのです。

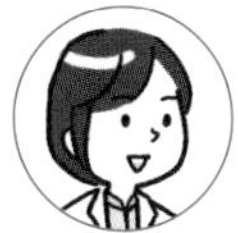

製剤の分類は，投与経路と適用部位別に分類されていますが，錠剤と顆粒のように形状の違いでも分けられていますよね。

はい。製剤は，投与経路と適用部位別に分類され，さらに形状，機能，特性から細分類されています。

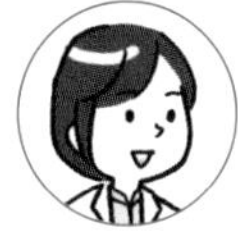

形状は，イメージしやすいのですが，機能，特性の違いって，つまりどういうことでしょうか？

では，製剤の形状，機能，特性についてお話しましょう。

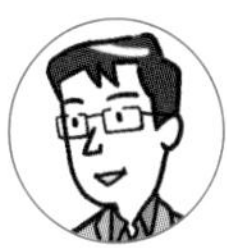

製剤は，投与経路と適用部位別に分類され，さらに形状，機能，特性から細分類されています。機能と特性に関して，第18改正日本薬局方製剤総則では，「製剤には，薬効の発現時間の調節や副作用の低減を図る目的で，有効成分の放出速度を調節する機能を付与することができる。」そして，「放出速度を調節した製剤は，適切な放出特性を有する。」と規定されています[1)]。

有効成分の放出速度を調節する機能を付与した製剤には，例えば，飲み薬では腸溶性製剤や徐放性製剤があります（**表3**）。腸溶性製剤は，有効成分の胃内での分解を防ぐ，または有効成分の胃に対する刺激作用を低減させる目的で，有効成分を胃内で放出せず，主として小腸内で放出するように設計された製剤です。また，徐放性製剤は，投与回数の減少または副作用の低減を図るなどの目的で，放出速度や放出時間，放出部

表3　経口投与する錠剤の種類[1, 2]

即放性製剤	即放性製剤	有効成分の放出性を調節していない製剤
放出調節製剤	腸溶性製剤	有効成分を胃内で放出せず，主として小腸内で放出するように設計された製剤
	徐放性製剤	投与回数の減少または副作用の低減を図るために，製剤からの有効成分の放出速度，放出時間，放出部位を調節した製剤
服用を容易にする，有効成分の分解を防ぐなどの目的で，適切な医薬品添加剤を用いて製剤化したもの	口腔内崩壊錠	口腔内で溶解または崩壊させて服用できる錠剤
	チュアブル錠	咀嚼して服用できる錠剤
	発泡錠	水に加えるとき，急速に発泡しながら溶解または分散する錠剤
	分散錠	水に分散して服用する錠剤
	溶解錠	水に溶解して服用する錠剤

表4　製剤の機能を示すアルファベットの例[2, 11-18]

アルファベット	英語名	意　味	製　剤
OD	Orally Disintegrating	口腔内崩壊	口腔内崩壊錠
D	Orally Disintegrating		
RM	Rapidly Melt in mouth		
L	Long acting	長時間作用	徐放性製剤 持続性製剤 放出制御型製剤
LA	Long Acting	長時間作用	
R	Retard	徐放	
CR	Controlled Release	放出制御	
SR	Sustained Release	徐放	
TR	Time Release	徐放	

位を調節した製剤です。さらに，錠剤には，患者さんの飲みやすさを考えて設計された，口腔内崩壊錠やチュアブル錠，発泡錠，分散錠，溶解錠があります[1, 2]。有効成分や投与方法，適用部位が同じでも，複数の製剤があることで，副作用の軽減を図ることができ，患者さんは使いやすいものを選ぶことができるのです。

こうした，有効成分の放出速度を調節する機能をもつ製剤や，患者さんの飲みやすさを工夫した製剤の中には，名称の末尾に機能を表しているアルファベットが添えられているものもあります（**表4**）。これらのアルファベットが末尾にあるかどうかで，全く別の医薬品となり，効き方も違ってくることがあるので，注意が必要です。また，機能をもつ製剤でも，名称にアルファベットがないものも多くありますし，Rを記載した名称の中には，速放（Rapid）の意味で使われているものと，反対の意味の，徐放（Retard）として使われているものがありますので，少しでも疑問に思えば添付文書で確認するという慎重な姿勢が大事です。

また，同じ有効成分で，放出制御の方法が違う複数の製剤をもつものもあります。例えば，潰瘍性大腸炎の治療に使用されるアサコール®錠とペンタサ®錠は，いずれも有効成分メサラジンの経口投与製剤ですが，有効成分の放出制御法の違いにより適応症が異なります。アサコール®錠は，pH7以上となる回腸末端から大腸全域でメサラジンが放出されるように腸溶性コーティングされているため，大腸に特化して治療することができ「潰瘍性大腸炎」が適応となります。一方，ペンタサ®錠は，メサラジンをエチルセルロースでコーティングした顆粒を錠剤とした放出調整製剤であり，小腸から大腸までの腸管全域において，顆粒からメサラジンが放出されるように製剤設計されていることから，「潰瘍性大腸炎」と「クローン病」が適応です[6, 19～20]。このように，同じ有効成分でも，製剤設計が異なることで適応症が異なる製剤もあるのです。

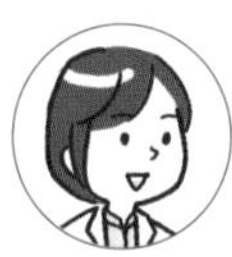

同じ有効成分，同じ剤形であっても，複数の規格がある製剤はたくさんあります。これは，患者さんによって必要な薬の量が異なるからですよね。

はい。医薬品は，乳児から高齢者までの幅広い年齢層の患者さんが使用しますし，腎臓や肝臓の機能などの体の状態も人それぞれで違っているので，必要な有効成分の量が人によって異なります。だから複数の規格があるのです。でも，複数の規格がある理由は，それだけではないのですよ。

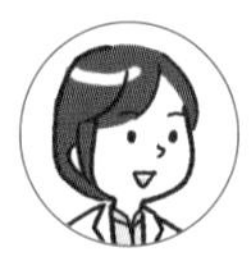

どういうことでしょう。

同じ有効成分でも，適用する病気の種類によって必要な薬の量が異なるので，複数の規格がある，ということもあります。最適な量の有効成分を患者さんに適用するために，病気に適した規格を選択する必要があることも知っておきましょう。

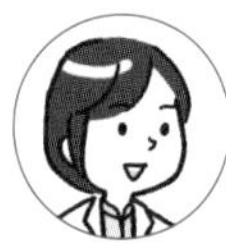

規格によって適応症が異なるということですね。これは，大事なことですね。

そうです。例えば，**表5**に示すように，スルピリド（ドグマチール®）は，胃・十二指腸潰瘍，統合失調症，うつ病・うつ状態に処方される薬物ですが，疾患によって必要な有効成分量が異なります[3, 21, 22]。胃・十二指腸潰瘍の治療では，1日150mgを3回に分けて飲むことになるので，1回あたりの投与量は，50mg規格の錠剤1錠またはカプセル剤1個となります。一方，統合失調症の治療では，最大で1日1200mgを投与することになりますので，50mg規格のものを使用するとたくさん飲まなくてはなりません。100mg錠，200mg錠というように規格が複数あることで，患者さんにとって生活がしやすくなる利点があります。このように，製剤によっては，規格ごとに適応症や用法・用量が異なるものがあるので，規格の間違いは単純なミスではすまされない危険性があります。

表5　規格によって適応症が異なる製剤の例[3, 21, 22]

製剤名	剤　形	規　格	適応症	用法・用量
ドグマチール®	錠剤・カプセル剤	50mg	胃・十二指腸潰瘍	1日150mgを3回に分割経口投与
			統合失調症	1日300～600mgを分割経口投与（1日1200mgまで）
			うつ病・うつ状態	1日150～300mgを分割経口投与（1日600mgまで）
	錠剤	100mg 200mg	統合失調症	1日300～600mgを分割経口投与（1日1200mgまで）
			うつ病・うつ状態	1日150～300mgを分割経口投与（1日600mgまで）

まとめ

❶ 患者さんが病気の治療をする際に，有効成分が効果的に効くように，また，できるだけ苦痛がなく使用できるように製剤は設計されているので，同じ有効成分でも投与方法や剤形，規格の異なる複数の製剤がある。

❷ 同じ有効成分でも，適用部位や適用期間などが異なる複数の製剤があることで，患者さんの選択肢が増え，患者さんの治療に対する積極性（アドヒアランス）の向上が期待される。

❸ 同じ有効成分でも，患者さんの年齢層や，腎臓や肝臓の機能などの体の状態によって，必要な有効成分の量が異なるため，また，病気の種類によって必要な量が異なることがあるため，複数の規格がある。

❹ 製剤によっては，規格ごとに効能・効果（適応症）や用法・用量が異なるものがあるので，規格の間違いは単純なミスではすまされない危険性がある。

参考文献

1）第18改正日本薬局方 製剤総則
2）上釜兼人 他（監），最新製剤学第4版，廣川書店（2016）
3）今日の治療薬　解説と便覧2019，南江堂（2019）
4）独立行政法人　医薬品医療機器総合機構　承認品目一覧
5）イミグラン®点鼻液20インタビューフォーム
6）児島悠史，薬局ですぐに役立つ　薬の比較と使い分け100，羊土社（2017）
7）ホクナリン®テープ　インタビューフォーム
8）ロナセン®テープ　インタビューフォーム
9）ハルロピ®テープ　インタビューフォーム
10）成田有吾 他，老化と疾患，8，1340-1345（1995）
11）ハルナール®D錠　インタビューフォーム
12）ゾーミッグ®RM錠　インタビューフォーム
13）アダラート®L錠　インタビューフォーム
14）ユニフィル®LA錠　インタビューフォーム
15）デパケン®R錠　インタビューフォーム
16）アダラート®CR錠　インタビューフォーム
17）ベザトール®SR錠　インタビューフォーム
18）オキシコンチン®TR錠　インタビューフォーム
19）アサコール®錠　添付文書，インタビューフォーム
20）ペンタサ®錠　添付文書，インタビューフォーム
21）ドグマチール®カプセル50mg/ドグマチール®錠50mg　添付文書
22）ドグマチール®錠100mg/ドグマチール®錠200mg　添付文書

2　製剤が包装された状態って何？

医薬品の保存条件は安定性に影響を与えます。添付文書には，「貯法及び有効期間」などが示されますが，これらは設定する根拠となった製剤の安定性試験に用いた包装形態での結果が示されています。また，安定性試験の結果の表記はまだ十分に統一されていないため，新記載要領などに沿った記載が望まれます。シリンジ入り注射液キット製品はブリスター包装等がなされるが，その容器はプレフィルドシリンジです。製剤の包装は，有効期間にわたって規定される製剤の品質規格を保証できるよう，その適格性（製剤の保護，製剤と包装の適合性，包装に用いる資材の安全性，および投与時の付加的な機能）を開発段階で十分に検討することが重要です。

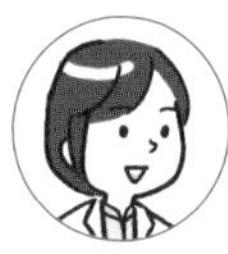

添付文書の冒頭に載っている貯法や使用期限は，包装から取り出す前の状態での話ですよね。

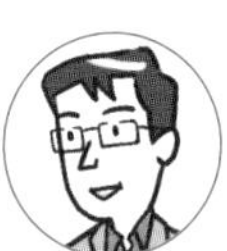

その通りです。ここでは，製剤が包装された状態での貯法及び有効期間が示されます。すなわち，貯法及び有効期間を設定する根拠となった製剤の安定性試験に用いた包装形態，例えば，ペン製剤において，カートリッジを用いた安定性試験を根拠に貯法及び有効期間を設定した場合には，カートリッジが「製剤が包装された状態」に相当します。また，「安定性ガイドライン」[1]によると，「製剤の安定性試験において，検体の包装は，申請する包装と同一的なものとする。」と書かれていますので，「最終包装」での安定性試験が求められています。
また「最終包装」は，「医薬品の小売りのための包

装であり，法令により規定された表示等を施す等により，市場出荷される製品としての形態」と定義されています。では実際の例をアダラートCR錠とそのジェネリック医薬品（GE）について見てみましょう（**表1**）。アダラートCR錠およびGEの4製品の貯法にはいずれも気密容器と書かれていますね。

1

表1　ニフェジピンCR錠10mg各製剤の安定性に関する添付文書の記載

	貯法・使用期限	安定性試験
バイエル（先発）	貯法：室温，気密容器に保存 使用期限：外箱に表示	記載なし
三　和	貯法：気密容器・遮光・室温保存 使用期限：外装に表示の使用期限内に使用すること	(1) 加速試験 最終包装製品を用いた加速試験（40℃，相対湿度75%，6ヵ月）の結果，ニフェジピンCR錠40mg「三和」（バラ包装）は通常の市場流通下において3年間安定であることが推測された。 (2) 長期保存試験 最終包装製品を用いた長期保存試験（25℃，相対湿度60%，3年間）の結果，外観及び含量等は規格の範囲内であり，ニフェジピンCR錠10mg「三和」（PTP包装），ニフェジピンCR錠20mg「三和」（PTP包装及びバラ包装）及びニフェジピンCR錠40mg「三和」（PTP包装）は通常の市場流通下において3年間安定であることが確認された。
ZE	貯法：気密容器，遮光保存，室温保存 使用期限：外箱，ラベルに表示 規制区分：劇薬，処方箋医薬品（注意-医師等の処方箋により使用すること）	ニフェジピンCR錠10mg「ZE」及び同錠40mg「ZE」 PTP包装（最終包装製品）を用いた長期保存試験（25℃，相対湿度60%，3年間）の結果，外観及び含量等は規格の範囲内であり，ニフェジピンCR錠10mg「ZE」及び同錠40mg「ZE」は通常の市場流通下においていずれも3年間安定であることが確認された。
NP	貯法：室温・（開封後）遮光保存 使用期限：容器等に記載 注意：「取扱い上の注意」参照	最終包装製品を用いた長期保存試験（25℃，相対湿度60%，3年間）の結果，外観及び含量等は規格の範囲内であり，ニフェジピンCR錠10mg「NP」は通常の市場流通下において3年間安定であることが確認された。
サワイ	貯法：遮光室温保存（気密容器） 使用期限：外箱に表示	PTP包装（PTPシートをアルミピロー包装）又はバラ包装（白色不透明ポリエチレン容器・密栓）したものを用いた加速試験（40℃ 75%RH，6ヵ月）の結果，通常の市場流通下において3年間安定であることが推測された。
日医工	貯法：気密容器で室温保存，遮光保存 使用期限：外箱等に表示の使用期限内に使用すること	本品につき加速試験（40℃，相対湿度75%，6ヵ月）を行った結果，ニフェジピンCR錠10mg「日医工」，ニフェジピンCR錠20mg「日医工」及びニフェジピンCR錠40mg「日医工」は通常の市場流通下において3年間安定であることが推測された。

各添付文書より

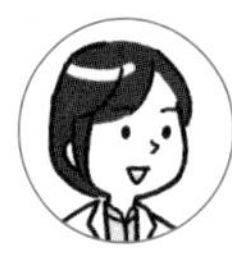

気密容器は大学で習いました。日本薬局方の通則に載っています。

よく覚えていますね。第18改正日本薬局方の通則では，気密容器とは，「通常の取扱い，運搬又は保存状態において，固形又は液状の異物が混入することを防ぎ，内容医薬品の損失を防ぐことができる容器をいう。」と定義されています。これらの製品ではいずれもPTP包装が使われているため，PTP包装の状態での貯法が示されていることになりますね。

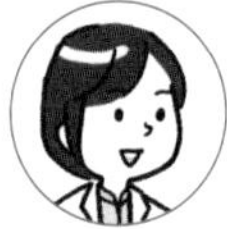

遮光について記載が違いますね。

よく気が付きましたね。遮光に関しては，先発品では表記がないのに対して，GEはすべて記載されていますね。また，GEのNPでは「（開封後）遮光保存」と書かれていますが，ほかでは「（開封後）」という表記はありません。しかし，添付文書中の「有効成分に関する理化学的知見」では，「本品は光によって変化する。」と記載されているため，錠剤であっても遮光保存が望ましいとは思いますね。

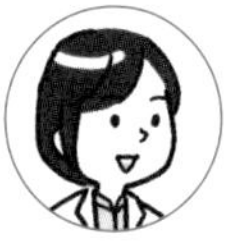

添付文書中の安定性試験についても先発品とGEとで記載が異なりますね。

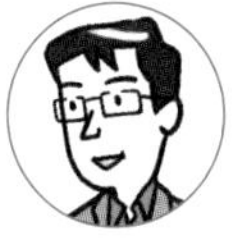

そうなんです。先発品には安定性試験の結果が記載されていません。一方，GEはいずれも記載されています。「安定性試験ガイドライン」には，「無包装の製剤の追加試験により，包装の効果を評価することができる。また，最終的な包装を決定するために，他の包装材料で実施された試験も有用である。」と書かれています。包装から取り出した後の安定性は一包化を考えると，記載してあるほうが助かりますね。

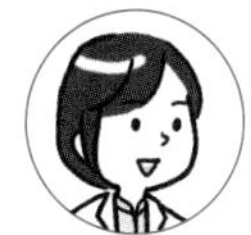

GEの添付文書の記載情報は少ないと思っていましたが，逆のケースもあることがわかりました。ただし，GEの「安定性試験」の記載内容も，加速試験だけの結果であったり，加速試験と長期保存試験の両方の結果が載っているものもありますね。

そうですね。今後は，添付文書の新記載要領に，「開封後の保存条件及び使用期限，使用前に品質を確認するための注意事項など，「エ．貯法及び有効期間」以外の管理，保存又は取扱い上の注意事項を記載すること。」と示されているため，情報が追加されると思います。また，製剤の包装に関しては，新記載要項に「包装形態及び包装単位を販売名ごとに記載すること，また，製品を構成する機械器具，溶解液等がある場合は，その名称を記載すること。」とされ，添付文書の22番目の項目に記載されています。

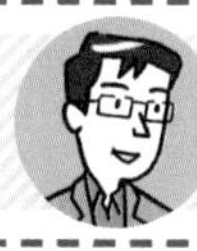

キット製剤と包装

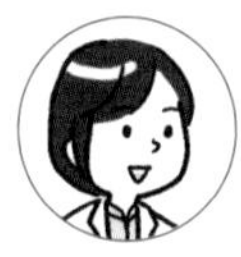

最近，キット製剤という便利な製剤が増えてきましたが，この製品の包装や容器との関係がよくわかりません。例えば，アドレナリン注0.1％シリンジ「テルモ」もプレフィリドシリンジ製剤ですが，添付文書の本文中にはプレフィルドシリンジと書かれていないのはなぜですか？

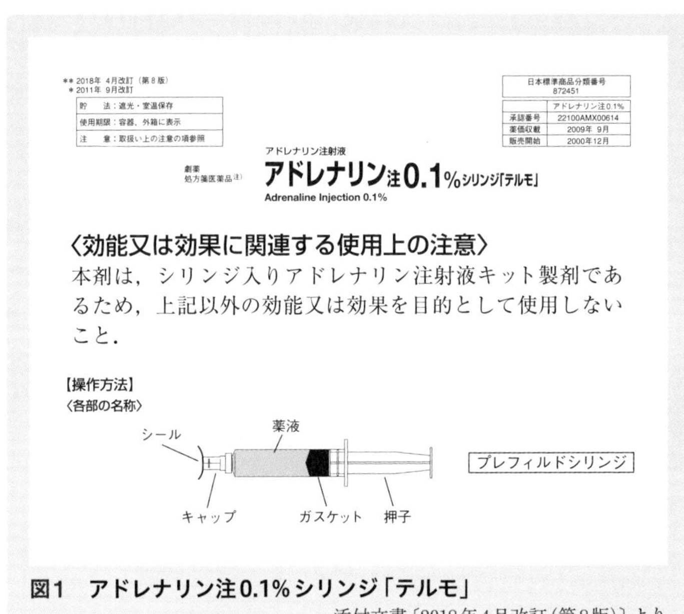

** 2018年 4月改訂（第8版）
* 2011年 9月改訂

貯　法：遮光・室温保存
使用期限：容器，外箱に表示
注　意：取扱い上の注意の項参照

日本標準商品分類番号 872451	
	アドレナリン注0.1%
承認番号	22100AMX00614
薬価収載	2009年 9月
販売開始	2000年12月

劇薬
処方箋医薬品注）

アドレナリン注射液
アドレナリン注0.1%シリンジ「テルモ」
Adrenaline Injection 0.1%

〈効能又は効果に関連する使用上の注意〉
本剤は，シリンジ入りアドレナリン注射液キット製剤であるため，上記以外の効能又は効果を目的として使用しないこと．

【操作方法】
〈各部の名称〉

図1　アドレナリン注0.1%シリンジ「テルモ」
添付文書〔2018年4月改訂（第8版）〕より

確かに添付文書の本文にはプレフィルドシリンジとは書かれていないですね。ただし，〈効能又は効果に関連する使用上の注意〉には，シリンジ入りアドレナリン注射液キット製剤と書かれていますので，これがプレフィルドシリンジ製剤のことを指しています。また，添付文書中の図にはプレフィルドシリンジと書かれていますね（**図1**）。

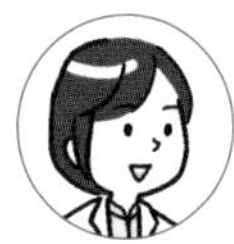

プレフィルドシリンジ製剤とシリンジ入り注射液キット製剤は同じものなんですね。

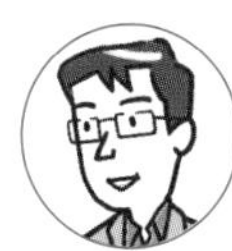

注射用の「キット製品」は「医療機関での投薬調製時の負担軽減，細菌汚染・異物混入の防止などを目的として，医薬品と医療用具（特殊容器を含む）又は2以上の医薬品を一つの投与体系として組み合わせた製品」と定義されています。この中で，注射用キット製剤は，事例1～4に分類されますが，事例1の「医薬品を注射筒等の医療用具内に充填したキット製品」は，プレフィルドシリンジ製剤に該当しますね。

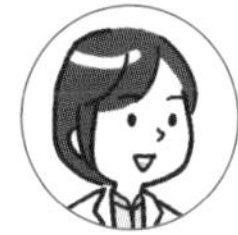

いろいろな呼び方があるのですね。用語が統一されているとわかりやすいのですが…。ところで，医療用具と容器の関係について教えてください。

「医療用具」とは，薬機法第2条4項にて，「人若しくは動物の疾病の診断，治療若しくは予防に使用されること，又は人若しくは動物の身体の構造若しくは機能に影響を及ぼすことが目的とされている機械器具等（再生医療等製品を除く。）である。」と規定されています。一方，「容器」は第18改正日本薬局方通則にて，「医薬品を入れるもので，栓，蓋なども容器の一部である」と規定されています。したがって，容器は医療器具の一つですね。

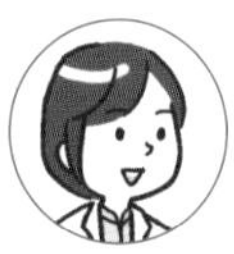

しつこいようですが，では容器はキット製品の一部ですか？

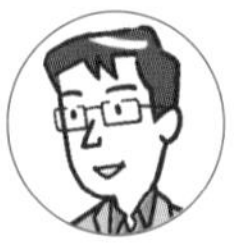

そうですね。容器はキット製品に含まれます。つまり，添付文書冒頭の「使用期限」に書かれている容器とは，プレフィルドシリンジということになります。

【取扱い上の注意】

- 本剤はシリンジポンプでは使用しないこと.
- 包装フィルム表面に減圧によるへこみがない場合は，使用しないこと.
- ブリスター包装内は滅菌しているため，使用時まで開封しないこと.
- ブリスター包装は開封口から静かに開けること.
- ブリスター包装から取り出す際，押子を持って無理に引き出さないこと．ガスケットが変形し，薬液が漏出するおそれがある.
- シリンジが破損するおそれがあるため，強い衝撃を避けること.
- シリンジに破損等の異常が認められるときは使用しないこと.
- シリンジ先端部のシールがはがれているときは使用しないこと.
- 内容液が漏れている場合や，内容液に変色，混濁や浮遊物等の異常が認められるときは使用しないこと.
- キャップを外した後，シリンジ先端部には触れないこと.
- 開封後の使用は1回限りとし，使用後の残液は容器とともに速やかに廃棄すること.
- シリンジの再滅菌・再使用はしないこと.
- 注射針等は針刺しや感染防止に留意し，安全な方法で廃棄すること.

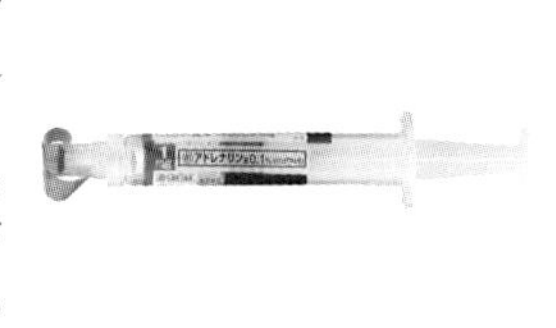

図2　アドレナリン注0.1%シリンジ「テルモ」

添付文書〔2018年4月改訂（第8版）〕より

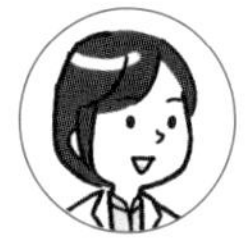

使用期限を理解するには，容器が何を指すかがわからなければいけないのですね。
アドレナリン注0.1%シリンジ「テルモ」の添付文書中の適用上の注意や取り扱い上の注意では，ブリスター包装と書かれていますが，ブリスター包装って何ですか？（**図2**）

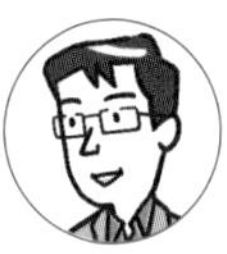

PMDAが発出した「医薬品包装における基本的要件と用語」によると，「プラスチック又はアルミ箔のシートを加熱成形して，1個又は複数個のくぼみを作り，その中に製剤を入れ，開口部をプラスチックフィルム又はシート，アルミ箔などで覆い，周辺部を基材に接着又は固定した包装．製剤を取り出すときには，フィルムや箔等を剥離して行う形態のものをいい，カプセル剤，錠剤，充塡済シリンジ剤，複数個のアンプルを入れたキット製品等で用いられる．なお，錠剤等がじかに収められている場合は，内袋に該当する。」と記載されています。上述のPTP包装もブリスター包装の1つですね。

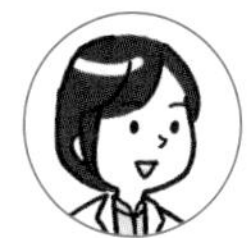

では容器と包装とはどのような
関係ですか？

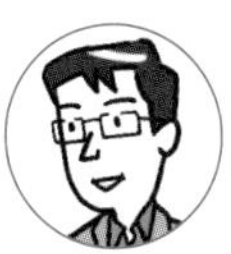

第18改正日本薬局方によると，包装とは「医薬品の通常の取扱い，運搬，保存又は使用などに当たって，その品質を維持するために，適切な材料，容器などに医薬品を収納すること及びそれらを施す技術，又は施した状態」と定義されていますので，容器は包装の1つですね。

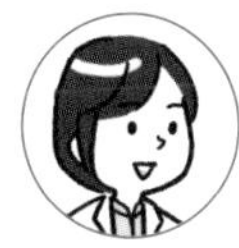

確かに容器は包装の範疇に含まれていますね。
では包装の役割って何ですか？

第18改正日本薬局方 製剤包装通則には，次のように記載されています。

> 製剤包装は，有効期間にわたって規定される製剤の品質規格を保証できるよう，その適格性を開発段階で十分に検討することが重要である．製剤特性に応じた包装適格性の検討の結果に基づき，最終製品の規格及び試験方法，工程内試験，並びに製剤包装に用いる資材の評価等，品質を適切に管理するための項目を設定する．項目の適切性は，製剤の安定性試験により最終的に確認される．
> 3）包装適格性（Packaging suitability）
> 包装適格性には，製剤の保護（protection），製剤と包装の適合性（compatibility），包装に用いる資材の安全性（safety）及び投与時の付加的な機能（performance）の要素が含まれる．

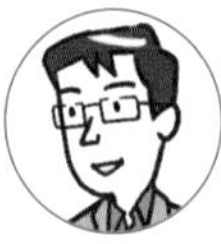

簡単にいうと，「保護」とは，内容医薬品の損失，風解，潮解，蒸発などを防ぐこと，「適合性」とは，内容医薬品と包材との相互作用が小さいこと，「安全性」とは，内容医薬品が微生物により汚染しないようにすること，「機能」とは識別性，使用性および廃棄に関することになります。

〈安定性試験〉
長期保存試験(室温，37カ月)の結果，通常の市場流通下において3年間安定であることが確認された[4)]

【主要文献】

1) Johnston R.R. et al.：Anesth Analg. 1976；55(5)：709-712.
2) Navarro R. et al.：Anesthesiology. 1994；80(3)：545-549.
*3) Moore M.A. et al.：Anesthesiology. 1993；79(5)：943-947.
4) テルモ(株)：安定性試験(社内資料)

図3　安定性試験，主要文献

アドレナリン注0.1％シリンジ「テルモ」添付文書〔2018年4月改訂(第8版)〕より

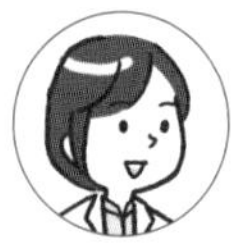

製剤の包装の役割もいろいろあるんですね。「項目の適切性は，製剤の安定性試験により最終的に確認される」と書かれていますが，これも最終包装形態での安定性でしょうか？

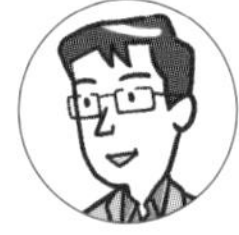

〈安定性試験〉には包装状態については書かれていませんが，添付文書中の使用上の注意には，「ブリスター包装内は滅菌してあるため，使用時まで開封しないこと。」と書かれていますので，最終包装形態での安定性試験だと考えるのが妥当です。

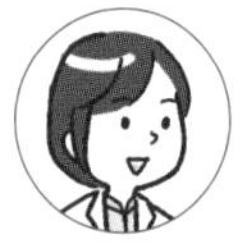

複数の項目をみることでわかることもあるのですね。今後，気をつけてみたいと思います。

まとめ

❶ 添付文書の「貯法及び有効期間」には，設定する根拠となった製剤の安定性試験に用いた包装形態での結果が示される。

❷ 添付文書中での安定性試験の結果の表記はまだ十分に統一されていない。

❸ シリンジ入り注射液キット製品はブリスター包装等がなされ，その容器はプレフィルドシリンジである。

❹ 製剤の包装は，有効期間にわたって規定される製剤の品質規格を保証できるよう，その適格性を開発段階で十分に検討することが重要である。

参考文献

1) 医療用医薬品の添付文書等の記載要領に関する質疑応答集(Q&A)について，平成31年1月17日，厚生労働省医薬・生活衛生局医薬安全対策課
2) アダラートCR錠添付文書
3) ニフェジピンCR錠「三和」添付文書
4) ニフェジピンCR錠「ZE」添付文書
5) ニフェジピンCR錠「NP」添付文書
6) ニフェジピンCR錠「サワイ」添付文書
7) ニフェジピンCR錠「日医工」添付文書
8) 第18改正日本薬局方 通則
9) 安定性試験ガイドライン，平成6年4月21日，薬新薬第30号，厚生労働省医薬局審査管理課長通知
10) 医療用医薬品の添付文書等の記載要領について，平成29年6月8日付け薬生発0608第1号
11) アドレナリン注0.1%シリンジ「テルモ」添付文書
12) 注射剤に溶解液等を組み合わせたキット製品等の取扱いについて，1986(昭和61)年3月12日，薬審二第98号，厚生省審査第一課長・審査第二課長・生物製剤課長通知
13) 医薬品，医療機器等の品質，有効性及び安全性の確保等に関する法律第2条4項
14) 医薬品医療機器総合機構　医薬品包装における基本的要件と用語
15) 第18改正日本薬局方 製剤総則 製剤包装通則

3 添加物の種類には どのようなものがあるの？

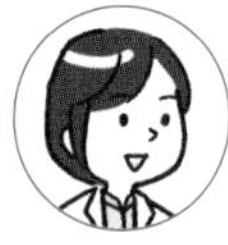

「添加剤」という言葉は普段頻繁に使用している言葉ですが，もう一度しっかり勉強しておきたいと思います。

そうですね。製剤を構成する重要な成分ですし，剤形の多様化に伴いさまざまな添加剤が用いられていますね。

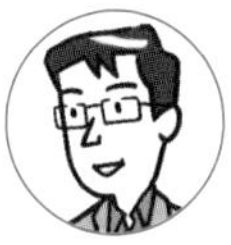

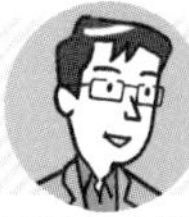

添加剤とは？

医薬品の添加剤は，第18改正日本薬局方　製剤総則の製剤通則(6)[1]に，以下のように規定されています。

> 添加剤は，製剤に含まれる有効成分以外の物質で，有効成分及び製剤の有用性を高める，製剤化を容易にする，品質の安定化を図る，又は使用性を向上させるなどの目的で用いられる．製剤には，必要に応じて，適切な添加剤を加えることができる．ただし，用いる添加剤はその製剤の投与量において薬理作用を示さず，無害でなければならない．また，添加剤は有効成分の治療効果を妨げるものであってはならない．

表1　医薬品添加剤の主な用途

安定（化）剤	抗酸化剤	着色剤	分散剤
界面活性剤	光沢化剤	糖衣剤	噴射剤
改良剤	効力増強剤	等張化剤	崩壊剤
可塑剤	コーティング剤	軟化剤	崩壊補助剤
滑沢剤	剤皮	乳化剤	芳香剤
カプセル皮膜	支持体	燃料剤	防錆剤
可溶（化）剤	持続化剤	粘着剤	防湿剤
還元剤	湿潤剤	粘着増強剤	放出制御膜
緩衝剤	湿潤調整剤	粘稠剤	防腐剤
甘味剤	充填剤	粘稠化剤	保存剤
基剤	消泡剤	発炎抑制剤	無痛化剤
揮発補助剤	清涼化剤	発熱剤	誘引剤
吸着剤	摂食促進剤	発泡剤	溶解剤
矯味剤	接着剤	pH調節剤	溶解補助剤
共力剤	増強剤	皮膚保護剤	溶剤
結合剤	咀嚼剤	賦形剤	離型剤
懸濁（化）剤	着香剤・香料	浮遊剤	流動化剤

日本医薬品添加剤協会 編，医薬品添加物事典2016，薬事日報[2)]より

添加剤の使用にあたっては，薬効が不十分になったり，安全性の点で影響を与えたりすることがないように適切に選択されています。**表1**には後述する医薬品添加物事典に記載されている医薬品添加剤の主な用途を挙げました。添加剤はさまざまな用途で使用されていることがわかりますね。

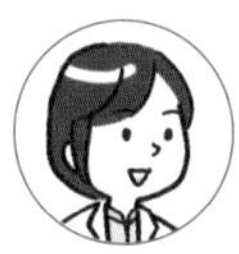

添加剤は無害でなければいけないのですね。
安全性はどのように確認されているのですか？

はい，「医薬品が承認される際に行われる評価では，既承認医薬品等の添加物として使用前例のない添加物を配合する場合又は使用前例があっても投与経路が異なる若しくは前例を上回る量を使用する場合には，当該添加物の品質，安全性等に関する資料を併せて提出することを必要とする」とされています[3)]。

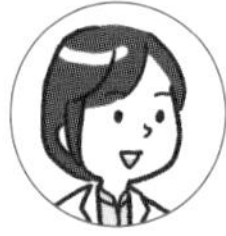

前例があるかどうかは，どうやって知ることができるのですか？

医薬品添加剤の使用前例に関する参考資料に，上述の医薬品添加物事典2016があります。事典には承認された医薬品の添加剤としての使用前例が記載されていて，その投与経路，用途，最大使用量等が確認された添加剤の成分名1394品目が掲載されています。この参考資料に収載されていないものについては医薬品を承認申請する者が調査する必要があります。

新しい添加剤が医薬品に配合されたときに，医薬品の有効性，安全性及び品質への影響も含めて評価されるもので，その新しい添加剤を単独で承認を取得するための申請を行うわけではないです。

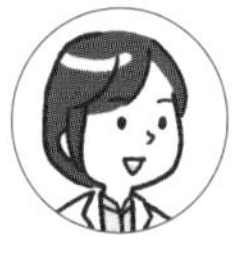

製剤全体として評価されるわけですね。

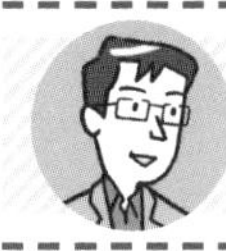

代表的な添加剤

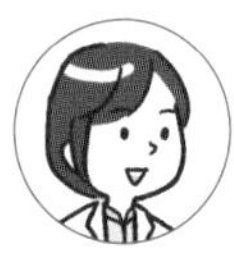

固形製剤の代表的な添加剤の種類を教えてください。

表2　代表的な固形製剤の添加剤

添加剤	主な目的	代表的な添加剤
賦形剤	微量の有効成分にかさを与え，均一化する	乳糖 結晶セルロース
結合剤	造粒や打錠時に結合性を付与する	ヒドロキシプロピルセルロース 結晶セルロース
崩壊剤	服用後の消化管内での崩壊・分散を促進する	カルメロースカルシウム 低置換ヒドロキシプロピルセルロース
滑沢剤	圧縮錠剤を製造する際の流動性の改善。臼や杵との摩擦低減	ステアリン酸マグネシウム タルク
コーティング剤	製剤の強度や安定性の向上，苦みやにおいの遮蔽	ヒプロメロース 白糖

乳糖水和物，結晶セルロース，ヒドロキシプロピルセルロース，カルメロースカルシウム，ステアリン酸マグネシウム，軽質無水ケイ酸，ヒプロメロース，マクロゴール 6000，酸化チタン，タルク

図1　エバステル®錠5mgに含有される添加剤

エバステル®錠5mg　添付文書〔2020年10月改訂（第1版）〕より

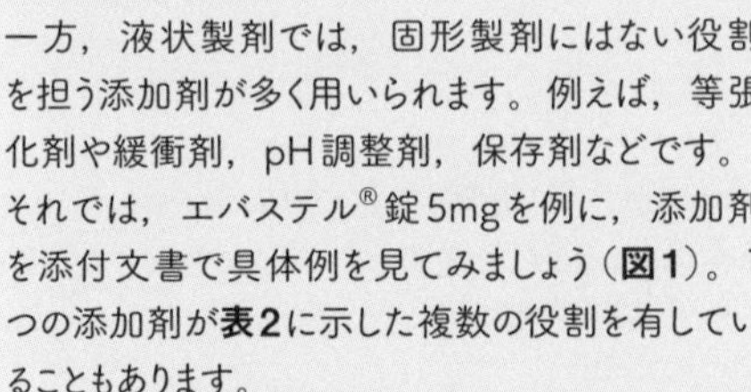

表2にまとめてみました。製剤化や安定性の向上，体内動態コントロール，などさまざまな役割があることがわかりますね。
一方，液状製剤では，固形製剤にはない役割を担う添加剤が多く用いられます。例えば，等張化剤や緩衝剤，pH調整剤，保存剤などです。
それでは，エバステル®錠5mgを例に，添加剤を添付文書で具体例を見てみましょう（**図1**）。1つの添加剤が**表2**に示した複数の役割を有していることもあります。
この製剤の有効成分はエバスチンですが，エバスチンの口腔内崩壊錠も市販されています。その添加剤は**図2**の通りです。

D-マンニトール，低置換度ヒドロキシプロピルセルロース，軽質無水ケイ酸，タウマチン，カルミン，ステアリン酸マグネシウム，プロピレングリコール，バニリン，香料

図2　エバステル®OD錠5mgに含有される添加剤

エバステル®OD錠5mg　添付文書〔2020年10月改訂（第1版）〕より

D-マンニトール，結晶セルロース，ヒドロキシプロピルセルロース，クロスポビドン，軽質無水ケイ酸，ステアリン酸マグネシウム，赤色106号，精製ステビア抽出物，香料

図3　エバスチンOD錠5mg「ファイザー」に含有される添加剤

エバスチン®OD錠5mg「ファイザー」　添付文書〔2016年4月改訂（第3版）〕より

普通錠とは添加剤がだいぶ異なることがわかります。口腔内崩壊錠ですので，低置換度ヒドロキシプロピルセルロースがキーとなる添加剤です。誘導体化されたグルコース環が連なった構造をしています。また，口腔内で崩壊するため，バニリン，香料が含まれていることも特徴的です。
一方，口腔内崩壊錠の後発品であるエバスチンOD錠5mg「ファイザー」の添加剤を**図3**に示します。

主に崩壊剤として用いられている添加剤に，ヒドロキシプロピルセルロース，クロスポビドンが，また甘味成分として精製ステビア抽出物が用いられています。このように，先発品と後発品で同じ添加剤を用いているわけではなく，それぞれ異なることがあります。

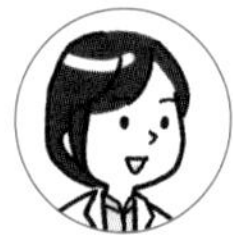

味の感じ方など，患者さんによって異なるので，添付文書に記載されている添加剤に注目することも大事ですね。

まとめ

❶ 医薬品添加剤は，有効成分および製剤の有用性を高める，製剤化を容易にする，品質の安定化を図る，または使用性を向上させるなどの目的で用いられる。

❷ 同じ有効成分でも，剤形により，使用されている添加剤は異なる。

❸ 先発品と後発品で添加剤が異なることがあり，それが味の違いなどに結び付く可能性があるため，注意を要する。

参考文献

1) 第18改正日本薬局方
2) 日本医薬品添加剤協会 編，医薬品添加物事典2016，薬事日報
3) 医薬品の承認申請について，平成17年3月31日，薬食発第0331015号
4) エバステル®錠5mg添付文書
5) エバステル®OD錠5mg添付文書
6) エバスチンOD錠5mg「ファイザー」添付文書

4 添加剤によってアレルギーや配合変化に違いは生じるの？

日本で使用される医薬品添加剤は，通常，「医薬品添加物事典」に収載され，かつ当該事典中の「投与経路」，「最大使用量」の範囲内のものである。特定の食物が原因でアレルギー症状を起こし，中には死に至る場合もある。医薬品の添加剤は，「その製剤の投与量において薬理作用を示さず，無害でなければならない。」とされているが，実際には医薬品を使用後，アレルギー反応などの有害反応を引き起こす場合がある。また，医薬品の安定性は添加剤の種類や量，製剤の製造法や包装，保存状態ならびに他剤との配合等により変化する。特に先発品とジェネリック医薬品（GE）では添加剤が異なることが多いため，注意を要する。

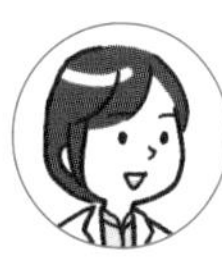

医薬品の添加剤は，第18改正日本薬局方において，「その製剤の投与量において薬理作用を示さず，無害でなければならない。また，添加剤は有効成分の治療効果を妨げるものであってはならない。」と記載されていますね。

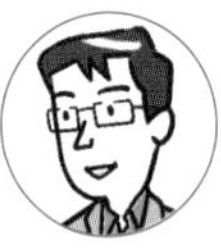

その通りです。そのため，本来は，添加剤は有効性，安全性等には影響しないはずですが，実際には添加剤のアレルギー反応には気をつける必要がありますね。実際，米ブリガム・アンド・ウイメンズ病院のC. Giovanni Traversoらが行った研究では，飲み薬の90％以上に，アレルギー反応を引き起こす可能性のある「医薬品添加物」が含まれていることを明らかにしています[2)]。医薬品に対するアレルギー反応は有効成分だけでなく，添加剤が原因になっている可能性があることにより注意を払う必要があるかもしれないですね。

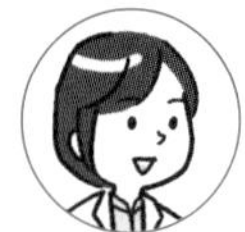

そうですね。食品ですと特定原材料として，「卵，乳，小麦，そば，落花生，えび，かに」を必ず表示する必要があります。また，大豆やゼラチンなどの21品目は「特定原材料に準ずるものとして，可能な限り表示をするよう努めること」とされています。

食品アレルギーのことをよく知っていますね。医薬品には食品由来ではない添加剤もたくさん使われています。いずれもアナフィラキシーなどの重篤なものを含め，さまざまなアレルギー反応が惹起される可能性があり，添付文書で注意喚起がなされているものもあります（**表1**）。

表1　添付文書において，添加剤への過敏症の観点から，禁忌，慎重，投与等の注意喚起の記載事例がある添加剤

由　来		医薬品添加剤
食　品	牛	ゼラチン，牛脂
	豚	ゼラチン，豚脂，ヘパリンナトリウム，ペプシン
	卵	卵黄レシチン，卵白，卵黄油
	大豆	大豆レシチン，ダイズレシチン
	小麦	小麦粉，コムギデンプン，小麦胚芽油
	落花生	落花生油
	その他	ヒアルロン酸ナトリウム（ニワトリ由来），コンドロイチン硫酸ナトリウム（哺乳動物の軟骨由来），オレンジ油
食品以外	エチル水銀	チメロサール
	糖	エタノール類
	亜硫酸水溶液	亜硫酸ナトリウム類
	亜硫酸水素塩	ピロ亜硫酸ナトリウム類
	ヒマシ油	ポリオキシエチレンヒマシ油
	ヒマシ油	ポリオキシエチレン硬化ヒマシ油
	人血清	人血清アルブミン
	ペニシリン	ベンジルペニシリンカリウム
	植物（パーム，とうもろこしなど）	ポリソルベート80
	ナフサ	黄色4号
	ベンゼン	安息香酸類

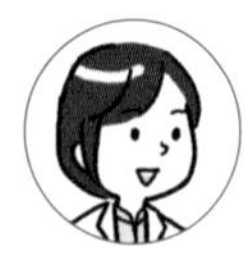

医薬品添加剤でも注意すべき添加剤がいろいろありますね。牛や豚由来のゼラチンって，カプセル剤の主要成分ですし，ほかにもいろいろな製剤に添加されていますよね。

ゼラチンは硬カプセル（ヘルベッサーRカプセル）や軟カプセル（エディロールカプセル）の基剤ですね。また，糖衣錠（スローケー錠）やトローチ錠（SPトローチ0.25mg明治）の添加剤でもあります。さらにパップ剤（セルタッチパップ）や坐剤（エスクレ坐剤）にも含まれていますね。エスクレ坐剤の添付文書にはゼラチンが「禁忌」に記載されています（**図1**）。

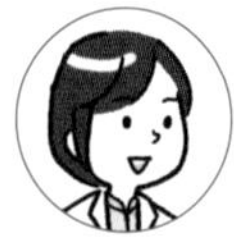

確かに，禁忌の項目にゼラチンに対する過敏症が示されていますね。そうなると多くのカプセル製剤に対して同様な注意が必要となりますよね。

そうなんですが，これに関しては，統一的な記載はなされていませんね。

【組成・性状】

販売名	エスクレ坐剤「250」	エスクレ坐剤「500」
有効成分	抱水クロラール	
含量(1個中)	250mg	500mg
剤形・性状	微淡黄色透明のレクタルカプセル坐剤	
添加物	グリセリン、香料(エチルバニリン)、ゼラチン、D-ソルビトール、パラオキシ安息香酸プロピル、パラオキシ安息香酸メチル、マクロゴール400	
識別コード	HP5250Z（PTPに記載）	HP5500Z（PTPに記載）

【禁忌】(次の患者には投与しないこと)

(1) **本剤の成分(ゼラチン等)に対して過敏症の既往歴のある患者**
[本剤のカプセルの主成分はゼラチンである。ワクチン類に安定剤として含まれるゼラチンに対し過敏症の患者に、本剤を投与したところ過敏症が発現したとの報告がある。また、本剤投与によりショック様症状を起こした患者の血中にゼラチン特異抗体を検出したとの報告がある。]

(2) **トリクロホスナトリウムに対して過敏症の既往歴のある患者**
[本剤は、生体内でトリクロロエタノールとなる。]

(3) **急性間けつ性ポルフィリン症の患者**
[ポルフィリン症の症状を悪化させる。]

図1　ゼラチンが禁忌に記載されている例

エスクレ坐剤「250」／エスクレ坐剤「500」　添付文書〔2017年3月改訂(第7版)〕より

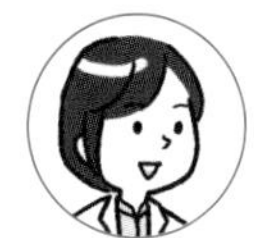

注射剤の添加剤はアナフィラキシーショックを惹起する危険性があるため，特に注意が必要ですね。

その通りです。例えば，注射剤の添加剤としてレシチンが配合されている薬剤の添付文書について見てみましょう。リピッドマイクロスフェア製剤であるリプル注には，レシチンが含有されており，重大な副作用として，ショック，アナフィラキシーが記載されています（**図2**）。ただしこれは製剤に関する内容で，添加剤に関する記述ではないですね。

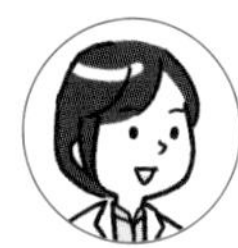

ではポリエチレングリコール修飾されたリポソーム製剤であるドキシル注に関してはいかがでしょうか？

【組成・性状】

		注5μg	注10μg
有効成分 （1管中）	日局 アルプロスタジル	5μg	10μg
添加物 （1管中）	精製ダイズ油 高度精製卵黄レシチン オレイン酸 濃グリセリン 水酸化ナトリウム	100mg 18mg 2.4mg 22.1mg 適量	200mg 36mg 4.8mg 44.2mg 適量
1管中の容量		1mL	2mL
性状·剤形	白色・わずかに粘性がある・特異なにおいがある・乳濁液		
pH	4.5～6.0		
浸透圧比	約1（生理食塩液に対する比）		

（1）重大な副作用

**1）ショック，アナフィラキシー（いずれも頻度不明）：
ショック，アナフィラキシーがあらわれることがあるので，観察を十分に行い，蕁麻疹，喉頭浮腫，呼吸困難，チアノーゼ，血圧低下等が認められた場合には投与を中止し，適切な処置を行うこと.

図2　注射剤のアナフィラキシーに関する記載

リプル注5μg／リプル注10μg　添付文書〔2017年1月改訂（第21版）〕より

【組 成・性 状】

本剤は、ドキソルビシン塩酸塩をMPEG-DSPE修飾リポソームに封入した静脈内投与製剤である。

販売名	ドキシル注20mg	
成分・含量	1バイアル10mL中ドキソルビシン塩酸塩20mg含有	
添加物（1バイアル中）	HSPC[注1]	95.8mg
	MPEG-DSPE[注2]	31.9mg
	コレステロール	31.9mg
	硫酸アンモニウム	20mg
	L-ヒスチジン	15.5mg
	精製白糖	940mg
	pH調整剤	適量
色・性状	赤色の懸濁液	
pH	6.0〜7.0	

注1）Hydrogenated Soy Phosphatidylcholine（水素添加大豆ホスファチジルコリン）

注2）*N*-(Carbonyl-methoxypolyethylene glycol 2000)-1,2-distearoyl-*sn*-glycero-3-phosphoethanolamine sodium salt

【使用上の注意】

1. 慎重投与（次の患者には慎重に投与すること）

5) 大豆アレルギーのある患者［本剤の添加物に大豆由来の成分が含まれている。］

図3　大豆アレルギーの記載 ドキシル注20mg　添付文書〔2021年1月改訂（第9版）〕より

ドキシル注には水素添加ダイズホスファチジルコリンが含まれていて，「使用上の注意」に，大豆アレルギーのある患者には慎重に投与することと記載されています（**図3**）。

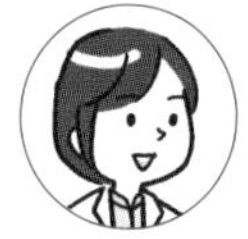

それでは世界初のsiRNA製剤として話題になったオンパットロ点滴静注についてはいかがですか？

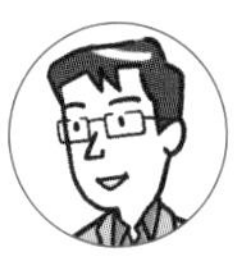

オンパットロ点滴静注では，有効成分であるsiRNAの血液中での安定性と肝細胞内への導入を行う目的で，脂質ナノ粒子がDDSキャリアとして使用されています。ここではDSPCというリン脂質が添加剤として使用されています（**図4**）。この製剤に関しては，「8. 重要な基本的注意」にInfusion Reactionに関する記述がなされています（**図4**）。ただし，これも製剤に関する内容で，特定の添加剤に関する記述ではないですね。このように添加剤に由来すると思われる過敏反応に関する注意事項が記載されていますが，その記載内容については統一的でないので，気をつける必要がありますね。

3. 組成・性状

3.1 組成

販売名		オンパットロ点滴静注2 mg/mL
成分		1バイアル中の含量（5 mL）
有効成分	パチシランナトリウム	10.5mg（パチシランとして10mg）
添加剤	DLin-MC3-DMA（(6Z,9Z,28Z,31Z)-heptatriaconta-6,9,28,31-tetraen-19-yl-4-(dimethylamino)butanoate）	65.0mg
	PEG_{2000}-C-DMG（(*R*)-α-(3'-{[1,2-di(myristyloxy)propanoxy]carbonylamino}propyl)-ω-methoxy, polyoxyethylene）	8.0mg
	DSPC（1,2-distearoyl-sn-glycero-3-phosphocholine）	16.5mg
	コレステロール	31.0mg
	リン酸水素二ナトリウム七水和物	11.7mg
	リン酸二水素カリウム	0.9mg
	塩化ナトリウム	44.0mg

8. 重要な基本的注意

8.1 本剤投与によりInfusion reactionが発現する可能性がある。Infusion reactionは主に本剤投与中又は投与開始2時間以内に多く報告されている。それらの症状を軽減させるため、以下の前投薬を本剤投与のたびに、少なくとも投与60分前に投与すること。［11.1.1 参照］
- ・コルチコステロイド（デキサメタゾン10mg又は同等薬）（静脈内投与）
- ・アセトアミノフェン（500mg）（経口投与）
- ・H_1拮抗薬（クロルフェニラミンマレイン酸塩5 mg又は同等薬）（静脈内投与）
- ・H_2拮抗薬（ファモチジン20mg又は同等薬）（静脈内投与）

なお、患者の症状、状態により前投薬の投与量の調整を考慮すること。

図4　オンパットロ点滴静注添付文書

オンパットロ点滴静注2mg/mL　添付文書〔2021年2月改訂（第2版）より〕

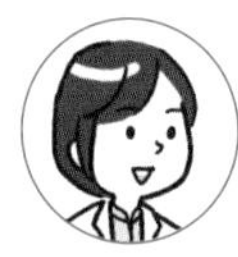

個々の製剤に含まれる添加剤に注意を払う必要があるのですね。またほかの剤形で注意すべき添加剤としてアルコールもありますね。特に，吸入剤にはアルコールが含有されているものもあり，「アルコール過敏症」の患者さんには注意が必要ですね。アルコールを含有している吸入剤にはどんな製剤がありますか？

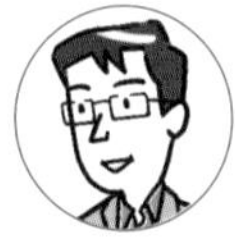

「メプチンエアー10μg吸入100回」は，無水エタノールが配合されていますので，「アルコール過敏症」の患者さんへの投与は避けるべきでしょう（**図5**）。またこの場合，エタノールを含有していない同じ薬効を有する他製剤，例えば，「メプチンスイングヘラー10μg吸入100回」への処方変更が有効ですね（**図6**）。

販売名	有効成分	添加剤
メプチンエアー10μg吸入100回	1g中プロカテロール塩酸塩水和物143μg	無水エタノール、オレイン酸、1,1,1,2,3,3,3-ヘプタフルオロプロパン(HFA-227)

本品は1回の噴射でプロカテロール塩酸塩水和物10μgが噴霧される。

販売名	有効成分		添加剤
メプチンスイングヘラー10μg吸入100回	1容器中	プロカテロール塩酸塩水和物1.0mg	乳糖水和物注)
	1吸入中	プロカテロール塩酸塩水和物10μg	

注)夾雑物として乳蛋白を含む。
1容器の吸入数：100吸入

図5　メプチンエアー(A)とメプチンスイングヘラー(B)添付文書

メプチンスイングヘラー10μg吸入100回〔2019年10月改訂(第1版)〕より

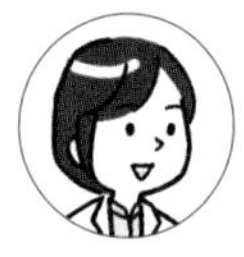

このような提案ができるようになりたいですね。でも添付文書をよくみてみるとメプチンスイングヘラー10μg吸入100回には，乳蛋白が夾雑物として混入している可能性があり，乳蛋白にアレルギーをおもちの患者さんには注意が必要ですね(**図5**)。また，カゼインやタンニン酸アルブミンを含む薬剤は牛乳アレルギーの患者さんには避けた方がいいですね。

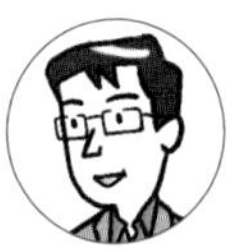

また牛乳や卵白成分が含まれている薬剤もいくつか知られていますね(**表2**)。牛乳成分であるカゼインに関しては，添加剤のカゼインを除去した「メイアクトMS小児用細粒」，「メイアクトMS錠」，「ビオスリー錠」が発売されたり，「ラックビー微粒」は牛乳由来成分を使用せずに製造されたりと，これまでも製剤の改良が行われてきました。

表2　食物アレルギーのある患者さんが服用できない薬剤

	主な製剤
牛　乳	アミノレバンEN，ヘパンED，ラコール，タンナンビン
卵　白	レフトーゼ錠，ノイチーム顆粒，ムコゾール点眼液

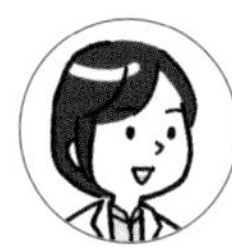

常に製剤の改良は行われているのですね。それにしても，患者さんご自身がアレルギーについて，アンケートに回答していただかないと把握することは難しくないですか？

アンケートについても，患者さんがすべての症状について記載するとは限らないことに留意して，薬剤師が患者さんと十分にコミュニケーションをしっかりとって，アレルギー歴の有無を確認することは必要ですね。

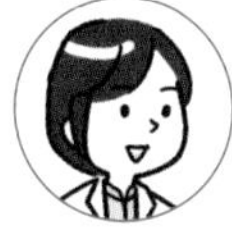

GEは，有効成分が同じでも，添加剤の種類は異なっている場合が多いですよね。その場合も患者さんの過敏反応については注意が必要ですね。

これまでフルチカゾンプロピオン酸エステル点鼻液（アレルギー性鼻炎治療薬）の一部のGEに添加剤としてパラベンが使用されており，アスピリン喘息の誘発に対する注意喚起や，リトドリン塩酸塩注射液のGEに含まれる「ピロ亜硫酸ナトリウム」にアレルギー惹起の可能性が報告されていますね。

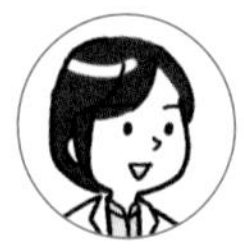

このような情報はどこから入手できますか？

(A) バイアスピリン錠

3．組成・性状

3.1 組成

販売名	バイアスピリン錠100mg
有効成分	1錠中日局アスピリン100mg含有
添加剤	粉末セルロース、トウモロコシデンプン、メタクリル酸コポリマーLD、ラウリル硫酸ナトリウム、ポリソルベート80、タルク、クエン酸トリエチル

3.2 製剤の性状

販売名	バイアスピリン錠100mg
剤形	腸溶錠（フィルムコート錠）
色調	白色
外形	BA 100
直径	7.3mm
厚さ	3.2mm
質量	137.0mg
識別コード	BA 100

(B) ミカルディス錠（先発品）

3．組成・性状

3.1 組成

販売名	ミカルディス錠20mg	ミカルディス錠40mg	ミカルディス錠80mg
有効成分	1錠中テルミサルタン20mg	1錠中テルミサルタン40mg	1錠中テルミサルタン80mg
添加剤	軽質無水ケイ酸、ステアリン酸マグネシウム、メグルミン、ポリオキシエチレン(160)ポリオキシプロピレン(30)グリコール、エリスリトール		軽質無水ケイ酸、ステアリン酸マグネシウム、メグルミン、ポリオキシエチレン(160)ポリオキシプロピレン(30)グリコール、D-マンニトール、ヒプロメロース、マクロゴール6000、タルク、酸化チタン

3.2 製剤の性状

販売名	ミカルディス錠20mg	ミカルディス錠40mg	ミカルディス錠80mg
剤形	白色～微黄色の錠剤	白色～微黄色の割線入り錠剤	白色の割線入りフィルムコート錠
外形	50H	51H 51H	52H 52H
直径	約6mm	約8mm	約10mm
厚さ	約2.5mm	約2.8mm	約4.4mm
重さ	約0.085g	約0.170g	約0.345g
識別コード	50H	51H	52H

(C) テルミサルタン錠「DSEP」

3. 組成・性状

3.1 組成

販売名	有効成分	添加剤
テルミサルタン錠20mg「DSEP」	1錠中テルミサルタン（日局）20mg	軽質無水ケイ酸、ステアリン酸マグネシウム、メグルミン、ポリオキシエチレン(160)ポリオキシプロピレン(30)グリコール、エリスリトール
テルミサルタン錠40mg「DSEP」	1錠中テルミサルタン（日局）40mg	
テルミサルタン錠80mg「DSEP」	1錠中テルミサルタン（日局）80mg	軽質無水ケイ酸、ステアリン酸マグネシウム、メグルミン、ポリオキシエチレン(160)ポリオキシプロピレン(30)グリコール、D-マンニトール、ヒプロメロース、マクロゴール6000、タルク、酸化チタン

3.2 製剤の性状

販売名	剤形	色	外形 直径(mm)	外形 厚さ(mm)	外形 重さ(mg)	識別コード
テルミサルタン錠20mg「DSEP」	錠剤	白色～微黄色	約6	約2.5	約85	テルミ 20 DSEP
テルミサルタン錠40mg「DSEP」	錠剤（割線入）		約8	約2.8	約170	テルミ 40 DSEP
テルミサルタン錠80mg「DSEP」	フィルムコート錠（割線入）	白色	約10	約4.4	約345	テルミ 80 DSEP

図6　バイアスピリン（A），テルミサルタン錠「DSEP」（B）添付文書

PMDAが「緊急安全性情報（イエローレター）・安全性速報（ブルーレター）」を提供しているのは知っていると思いますが，それ以外でも「医薬品リスク管理計画（RMP：Risk Management Plan）」，「医療安全情報」，「医薬品に関する評価中のリスク等の情報」，「後発医薬品品質情報」，「医療用医薬品最新品質情報集（ブルーブック）」などの情報を提供していますので，参考にされるとよいですね。

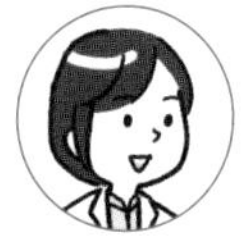

配合変化についても大事な問題ですね。

近年では，よく一包化等が行われますので，配合変化についても注意が必要です。最近，無包装状態および一包化時のアスピリン腸溶錠（バイアスピリン錠100mg，AS錠）と，各社テルミサルタン錠の接触による配合変化に関する検討結果が報告されています[11]。この論文では，テルミサルタン製剤の先発品（ミカルディス錠）とGEを高湿度下（30℃，75%RH）で1週間保管した時の外観および溶出性の変化について示しています。その結果，フィルムコーティングを施していない先発品とGEのテルミサルタン錠「DSEP」

（AG1）と一部の後発品においては，外観変化，溶出率やAS錠の腸溶性に影響が認められたこと，また，この要因として，先発品およびテルミサルタン錠「DSEP」は可溶化剤としてメグルミンを含有しており，AS錠の腸溶性コーティング膜であるメタクリル酸コポリマーLDと酸塩基反応によりコーティング膜が損傷されたためと報告されました（**図6**）。

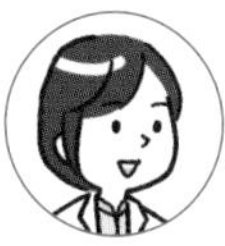

フィルムコーティングの有無で素錠中の添加物と他の腸溶性コーティング錠との配合変化がある例ですね。素錠だけでなく，錠剤を粉砕したり，半錠にした時にも起こりそうな変化ですので，気をつけたいですね。

まとめ

1. 過敏症を有する患者さんに対して投与禁忌や注意を要する添加剤がある。
2. 過敏症に対して注意を要する同一の添加剤を含む製剤においても添付文書の記載内容は異なる。
3. PMDAは「緊急安全性情報（イエローレター）・安全性速報（ブルーレター）」，「医薬品リスク管理計画」，「医療安全情報」，「後発医薬品品質情報」などさまざまな安全性や品質に関する情報を発出している。
4. 先発品と後発品で添加剤が異なることがあるため，患者さんの過敏症や配合変化に気をつける必要がある。

参考文献

1）第18改正日本薬局方
2）D. Reker et al.,"Inactive" ingredients in oral medications. Science translational medicine, 13；11（2019）.
3）エスクレ®坐剤添付文書
4）ドキシル®注添付文書
5）オンパットロ®点滴静注添付文書
6）メプチンエアー®添付文書
7）メプチンスイングヘラー®添付文書
8）バイアスピリン®錠添付文書
9）ミカルディス®錠添付文書
10）テルミサルタン錠®「DSEP」添付文書
11）浦嶋庸子，加藤丈晶，赤井美穂，岩本瑞樹，三浦由奈，池田賢二，廣谷芳彦，Therapeutic Research, 39（4），343-354（2018）.

コラム 添加剤の量は書かれなくていいの？

医薬品添加剤の記載に関しては，「「医薬品添加物の記載に関する自主申し合わせ」の実施等について」，「医療用医薬品添加物の記載に関するQ&A」，「医薬品添加物の安全性（非臨床）に係る手引き―規制情報並びにQ&A―」などに記載されています。

特に，添加剤の分量に関しては次のように書かれています。

> 医療用医薬品添加物の分量は，注射剤の場合は記載する必要があります。一方，外用剤及び内用剤では必要ありません。なぜなら，注射剤は血管内又は組織に直接注入されることから人体への侵襲性が高く，微量な添加物でも影響を生じやすいと考えられるからです。また，諸外国における状況をみても，注射剤に関しては名称と分量を記載している国が少なくありません。一方，外用剤や内用剤については，皮膚又は消化管での吸収過程を経ることから厳密な分量を記載することの意義が乏しく，また，生じる副作用は必ずしも分量にやらないことが多いとされています。

例えば，ジアゼパムを有効成分とするセルシン注射液5mg，10 mgの添付文書の組成・性状については添加物の種類と分量が記載されていますが（**図1**），セルシン錠／セルシン散については添加剤の種類についてのみ記載されています（**図2**）。

また，添加剤の配合目的は，当該製剤の適正使用にあたって直接関係しないため記載の必要はないとされていますが，成分名称と合わせて，「○○○○（基剤）」「XXXX（噴射剤）」「△△△△（pH調整剤）」のように用途名を付記してもよいとされています。

参考資料

1. 「「医薬品添加物の記載に関する自主申し合わせ」の実施等について」，平成14年4月9日付け医薬安発第0409001号，医薬監麻発第0409001号厚生労働省医薬局安全対策課長，監視指導・麻薬対策課長通知
2. 「医療用医薬品添加物の記載に関するQ&A」，平成14年7月11日厚労省薬務局監視指導・麻薬対策課
3. 「医薬品添加物の安全性（非臨床）に係る手引き―規制情報並びにQ&A―」，平成28年10月3日発行，日本医薬品添加剤協会安全性委員会
4. セルシン注射液　添付文書
5. セルシン錠，セルシン散　添付文書

【組成・性状】

	セルシン注射液5 mg	セルシン注射液10 mg
容量	1管1 mL	1管2 mL
1管中の有効成分	ジアゼパム5 mg	ジアゼパム10mg
性状	淡黄色～黄色澄明なわずかに粘性のある注射液	
pH	6.0～7.0	
浸透圧比	約30(生理食塩液に対する比)	

添加物：本剤1管中にベンジルアルコール(5mg：0.015mL、10mg：0.03mL)、プロピレングリコール(5mg：0.4mL、10mg：0.8mL)、無水エタノール(5mg：0.1mL、10mg：0.2mL)、安息香酸(5mg：42.8mg、10mg：85.6mg)、水酸化ナトリウム(5mg：13.05mg、10mg：26.1mg)、pH調整剤を含有

図1　注射剤における添加物の記載

セルシン注射液　添付文書〔2019年8月改訂(第13版)〕

【組成・性状】

本剤は日本薬局方ジアゼパム錠である。

		2 mgセルシン錠	5 mgセルシン錠	10mgセルシン錠
1錠中の有効成分		ジアゼパム2 mg	ジアゼパム5 mg	ジアゼパム10mg
剤形		片面割線入りの素錠		
錠剤の色		白色～黄みの白色	淡黄色～淡だいだい黄色	白色～黄みの白色
識別コード		△ 110	△ 111	△ 112
形状	上面	110	111	112
	下面	2	5	10
	側面			
直径(mm)		6.1	7.1	8.1
厚さ(mm)		2.4	2.3	2.6

添加物：トウモロコシデンプン、ステアリン酸マグネシウム、乳糖水和物(以上全製剤に含有)、リボフラビン(5 mg錠にのみ含有)

セルシン散1%：1 g中ジアゼパム10mgを含有する白色の細粒を含む粉末である。

添加物：乳糖水和物、トウモロコシデンプン、軽質無水ケイ酸

図2　固形剤における添加物の記載

セルシン錠／セルシン散　添付文書〔2019年8月改訂(第15版)〕

5 製剤は割ったり，つぶしたり，水と混ぜたり，カプセルから出したりできるの？

製剤は，有効成分と医薬品添加剤からできており，有効成分が安定に，そして安全に患者さんの病巣に届くように，有効成分の特性と治療上の適用に合わせて設計されています。そのため，つぶしたり，水と混ぜたりして問題のない製剤は，基本的にありません。やむを得ない場合も慎重に判断することが求められます。

ここでいう有効成分の特性とは，結晶性や吸湿性，光安定性，味・においなどのことです。例えば，有効成分の結晶性は水への溶け方に大きな影響を及ぼします。製剤をつぶしたり，水と混ぜたりすると，有効成分の結晶性に変化が起きて，水への溶け方が変わり，結果として十分な効果が得られなくなってしまうことがあります。また，有効成分には，吸湿性があるものや光分解するもの，味やにおいが悪いものがあります。このような特性の有効成分を含む製剤では，コーティングなどにより，防湿や遮光，マスキングがなされています。ですから，こうした工夫がなされた製剤を割ったりつぶしたり，カプセルから出したりすると，有効成分の分解が進んで十分な効果が得られなかったり，味が悪くなって患者さんが飲まなくなったりということが起こってしまいます。

製剤は，有効成分が患者さんの病気に効果的に効くように，また患者さんが治療しやすいように設計されています。したがって，製剤の中には，有効成分が体内の必要な場所に必要な期間だけ，そして必要な量だけ届くように，製剤からの有効成分の放出速度が調節されているものが多くあります。このような，有効成分の放出速度を調節している製剤を割ったり，つぶしたり，水と混ぜたりすると，製剤からの有効成分の溶け出し方が変わり，結果的に体内への有効成分の吸収量や吸収速度に影響を及ぼしてしまうことがあるのです。

粉砕などによって効果が大きく変わってしまう製剤として，どのようなものが思い浮かびますか？

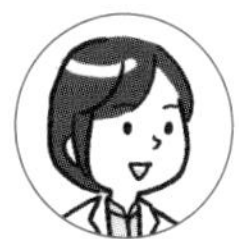

製剤からの有効成分の放出速度が調節されている腸溶性製剤などの「放出調節製剤」は粉砕すべきではないですね。

そうですね。腸溶性製剤は，有効成分が胃内では放出せず，主に小腸内で放出するように設計された製剤[1)]ですから，つぶしたりするとコーティングがはがれて，有効成分が胃内で放出されてしまいます。

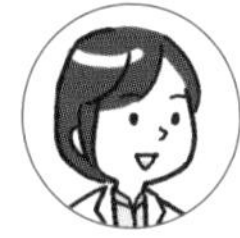

その結果，胃内に刺激が生じたり，十分な量の有効成分が体内に吸収されず効果が得られなかったりしてしまいますね。

そのとおりです。また，製剤からの有効成分の放出速度，放出時間，放出部位を調節した製剤である徐放性製剤[1)]も，つぶしたり，水と混ぜたりするのは望ましくありません。

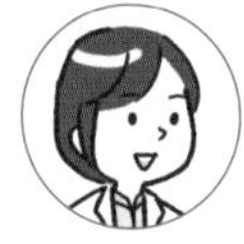

製剤からゆっくりと有効成分が放出される工夫が壊れてしまい，有効成分が急激に放出されて，必要量よりも多量の有効成分が急速に体内に吸収されてしまうことで，副作用が生じる危険性があるからですね。

そうです。放出調節製剤を粉砕することはない，と思うかもしれませんが，実際には，徐放性製剤を粉砕して投与したことにより，体内に有効成分が急速に吸収されて，患者さんに影響のあった事例が報告されています[2)]。

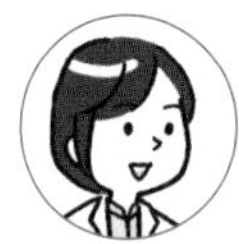

急激に体内に入ると危険な薬も多いですから…。

はい。ときに患者さんの命に関わりますので，放出調節製剤は，粉砕してはいけないことを再認識しておく必要があります。

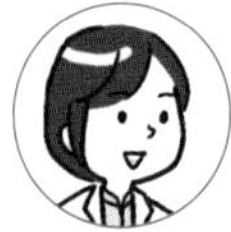

放出調節製剤は，製剤名にCRやLAなど，製剤の機能が入っているので，製剤名でそれとわかりますね。

そうですね。ただ，販売名に機能が明記されていない医薬品も多いので，確認する必要があります。オキシコンチン®錠を例に挙げると，添付文書の薬効分類名には「持続性癌疼痛治療剤」と記載がありますし，一般的名称として「オキシコドン塩酸塩水和物徐放錠」と記載があります（**図1**上）。また，「使用上の注意」の中の「重要な基本的注意」にも，割ったり砕いたりすることが望ましくないことが明記されています（**図1**下）。

持続性癌疼痛治療剤

劇薬，麻薬，処方箋医薬品注1)

オキシコンチン®錠5mg

オキシコンチン®錠10mg

オキシコンチン®錠20mg

オキシコンチン®錠40mg

オキシコドン塩酸塩水和物徐放錠

OXYCONTIN®

2. 重要な基本的注意

(1) 本剤は徐放性製剤であることから，急激な血中濃度の上昇による重篤な副作用の発現を避けるため，服用に際して割ったり，砕いたり，あるいはかみ砕かないように指示すること。

図1　粉砕等不可が読み取れる例[3)]

オキシコンチン®錠添付文書〔2020年2月改訂（第14版）〕より

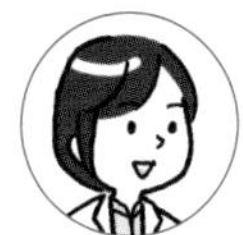

添付文書にちゃんと書いてあるのですね。

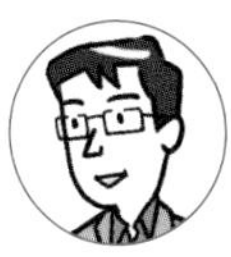

はい。添付文書の「薬効分類名」や「一般的名称」に加え，「使用上の注意」などを確認することが大切です。また，「組成・性状」を見ることでも，放出調節製剤であるかどうかを確認することができます。

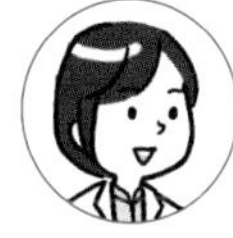

「組成・性状」ですか？

そうです。「組成・性状」には，製剤の特徴が記載されていますから，放出調節製剤であるかどうかを判断するのに適しています。**図2**は，腸溶錠であるパリエット®錠の添付文書中の「組成・性状」を示しています。「組成」を見てみると，添加剤としてヒプロメロースフタル酸エステルが使用されていることがわかりますね。

3. 組成・性状

3.1 組成

販売名	パリエット錠5mg	パリエット錠10mg
有効成分	1錠中ラベプラゾールナトリウム5mg	1錠中ラベプラゾールナトリウム10mg
添加剤	エチルセルロース、黄色三二酸化鉄、カルナウバロウ、カルメロースカルシウム、グリセリン脂肪酸エステル、酸化チタン、酸化マグネシウム、ステアリン酸マグネシウム、タルク、低置換度ヒドロキシプロピルセルロース、ヒドロキシプロピルセルロース、ヒプロメロースフタル酸エステル、D-マンニトール	

3.2 製剤の性状

販売名		パリエット錠5mg		パリエット錠10mg	
剤形		フィルムコーティング錠（腸溶錠）			
識別コード		∈パリエット5		∈パリエット10	
外形	表	∈ パリエット 5	直径（mm）5.4 質量（mg）67 厚さ（mm）2.7	∈ パリエット 10	直径（mm）6.7 質量（mg）132 厚さ（mm）3.6
	裏	∈ パリエット 5		∈ パリエット 10	
	側面				
色		淡黄色		淡黄色	

図2　組成・性状[4)]

パリエット®錠5mg/10mg添付文書〔2020年6月改訂（第2版）〕より

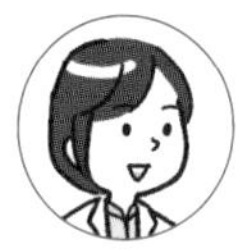

代表的な腸溶性コーティング剤ですね。「製剤の性状」にも，剤形がフィルムコーティング錠（腸溶錠）であることが明記されていますね。

はい。ですから，「販売名」や「薬効分類名」，「一般的名称」で放出調節製剤であるかどうかを判断ができないときには，「使用上の注意」や「組成・性状」を確認することが大事です。

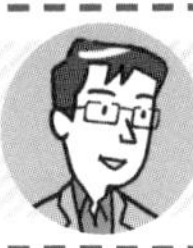

有効成分の特性と影響

ところで，添付文書の「有効成分に関する理化学的知見」は見ていますか？

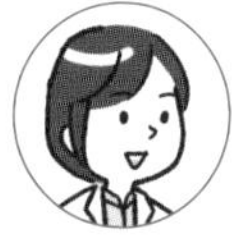

参考程度に見ることはありますが，正直，あまり気にしていません。

そうですか…。実は，製剤を割ったり，つぶしたり，カプセルから出したり，水と混ぜたりすると，有効成分に影響が生じることが十分にあり得るのです。

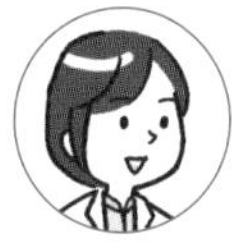

有効成分への影響ですか？

はい。ですから，「有効成分の理化学的知見」を気にする必要があるのです。有効成分の結晶性を例に挙げてお話しましょう。有効成分の中には，配列状態の異なる複数の結晶である結晶多形をもつものがあります[5)]。

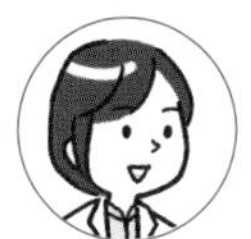

たしか，異なる結晶多形では安定性などの性質が違いましたよね。

そうです。結晶多形間では，融点や安定性，溶解度や溶解速度などが異なります[5)]。

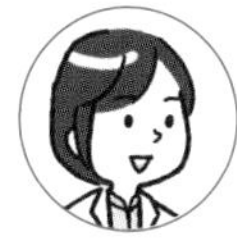

ということは，多形に変化が生じると，性質も変わってしまうということですね？

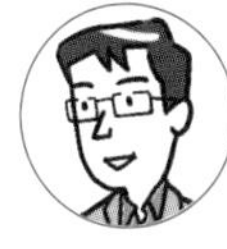

はい。多形が変化することを「多形転移」といいますが，多形転移では，一般に準安定形から安定形へと転移するため，薬物の溶解度が下がってしまう場合が少なくありません。

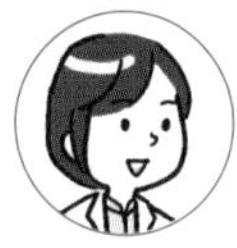

つまり，多形転移すると水に溶けにくくなってしまう，ということですね。

そうです。多形転移が生じると，有効成分の体内への吸収量が減り，十分な効果が得られなくなる危険性があるのです。

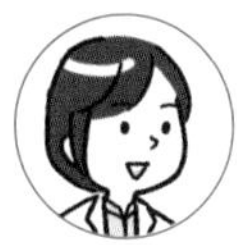

でも，多形転移はそう簡単に起こるものなのですか？

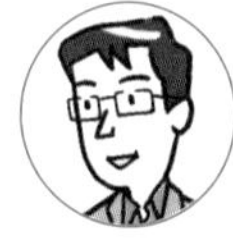

そうですね。製剤をつぶしたり，水と混ぜたりすると，その刺激や水との接触によって，多形転移が生じる可能性があります。

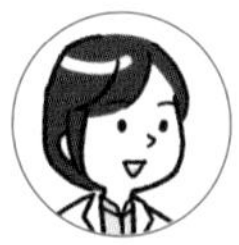

なるほど…。多形をもつ薬物はどれほどあるのでしょうか？

実は，有機物医薬品の約80%に結晶多形が存在するといわれていて，医薬品添加剤の中にも結晶多形をもつものがあります[5)]。結晶多形については，**図3**に示すように，添付文書の「有効成分の理化学的知見」に記載されているので，確認することが大事です。ただ，添付文書に明記されていない場合も多くありますので，記載がないからといって，結晶多形がないとは言い切れませんし，製剤化で多形転移を抑える工夫をしている場合も少なくありません。ですから，安易に粉砕したり水に混ぜたりすることは控える必要があります。

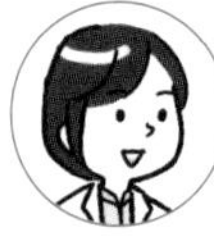

そもそも，結晶多形の安定形を使えば多形転移による物性変化を心配する必要もないと思うのですが，なぜ準安定形も使われているのでしょう？

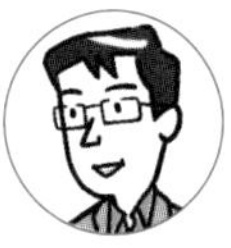

医薬品原薬には，水に溶けにくい性質のものが多いので，製剤設計の際に，水に溶けやすくする工夫が必要とされます。こうした工夫の1つに，結晶の安定形よりも水に溶けやすい性質をもつ，結晶多形の準安定形や非晶質が利用されることがあるのです[5, 7, 8)]。

※【有効成分に関する理化学的知見】

一般名：モンテルカストナトリウム（Montelukast Sodium）
化学名：Monosodium (1-{[((1*R*)-1-{3-[(1*E*)-2-(7-chloroquinolin-2-yl)ethenyl]phenyl}-3-[2-(1-hydroxy-1-methylethyl)phenyl]propyl)sulfanyl]methyl}cyclopropyl)acetate
分子式：$C_{35}H_{35}ClNNaO_3S$
分子量：608.17
性　状：白色～微黄白色の粉末である。メタノール及びエタノール(99.5)に極めて溶けやすく、水に溶けやすい。吸湿性である。光によって黄色に変化する。結晶多形が認められる。
構造式：

図3　結晶多形に関する記載例[6)]

シングレア®錠5mg/10mg，シングレアOD錠10mg
添付文書〔2019年4月改訂（第30版）〕より

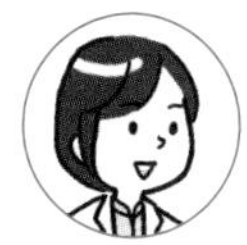

非晶質は，結晶と違って分子の配列が不規則のものですよね。

そうです。非晶質は，結晶と比べて水に溶けやすいのですが，一方で，結晶よりも不安定なので，安定な結晶に戻ってしまいやすい，つまり再結晶化しやすい性質をもちます。

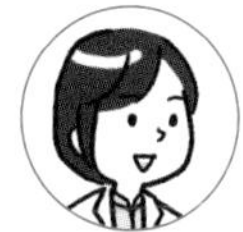

そのように不安定なものを医薬品にして大丈夫なのでしょうか？

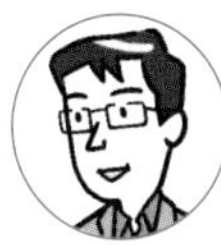

そこを製剤化で解決しているのです。例えば，非晶質薬物の再結晶化を抑制する手段として，非晶質薬物に高分子基剤を配合して分散させる固体分散体化があります[5, 7, 8]。固体分散体の技術で調製された製剤は，**表1**に示すように，日本においても錠剤もしくはカプセル剤として複数上市されています[8-12]。

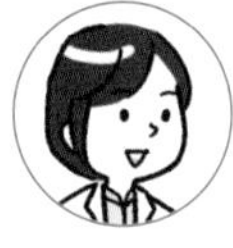

湿気を避けて保存するものばかりですね。これは製剤の安定性を保つためですね。

はい。こうした製剤を粉砕すると，表面積が増加して水分子との接触面積が大きくなり，製剤のままで保存するよりも，さらに吸湿が進んでいくと考えられます。

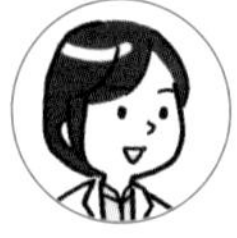

だから，結晶多形や非晶質状態の有効成分を含む製剤は，粉砕などに適さないということですね。

表1　固体分散体製剤の例[9-12]

製　剤	有効成分	高分子基剤	取り扱い上の注意（添付文書）
カレトラ®配合錠	ロピナビル・リトナビル	コポリビドン	ボトル開封後は湿気を避けて保存すること（高湿度において外観の変化が認められるおそれがある）
サーティカン®錠	エベロリムス	ヒプロメロース	光及び湿気を避けるため，PTP包装のまま保存すること
ゼルボラフ®錠	ベムラフェニブ	ヒプロメロース酢酸エステルコハク酸エステル	湿気を避けて保存すること（PTP包装のまま保存すること）
プログラフ®カプセル	タクロリムス	ヒプロメロース	本品はアルミ袋により品質保持をはかっているので，アルミ袋開封後は湿気を避けて保存すること

はい。実は，結晶性だけではなくて，化学反応も粉砕などの影響を受けます。空気中の水分子が有効成分に吸着・付着することによって化学反応が促進されて，有効成分の分解や着色，配合変化などが起きることがあるので，粉砕によって表面積が増えることは望ましくありません[5, 13]。また，光によって化学的な分解が進んでいくものもあります。こうした有効成分を含む製剤では，フィルムコーティングなどが施されていますので，粉砕したり水と混ぜたりといったことには適しません[5, 13]。

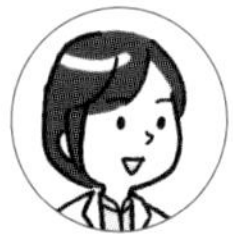

こうした性質を「有効成分の理化学的知見」で確認すれば良いのですね。

そうです。加えて，「組成・性状」でフィルムコーティングなどの製剤的工夫に関する記述があるかどうかも判断基準になります。

また，「有効成分の理化学的知見」には，有効成分のにおいや味に関する情報も記載されています（**図4**）。患者さんが不快に感じる味やにおいの有効成分を含む製剤では，コーティングやカプセルへの充填などによって，苦味などのマスキングがなされていますので，粉砕などに適していません。

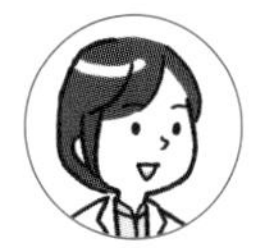

有効成分の味やにおいを把握することも大事ということですね。

はい。加えて，調剤者の安全のために，有効成分の毒薬・劇薬指定を確認することも大事です。また，医師の指示のもと，錠剤を半錠にする，粉砕するといった場合には，診療報酬における自家製剤加算が算定できますが，これは，同一剤形および同一規格の医薬品が薬価基準に収載されていない場合に限られます[15]。自家製剤については，「医薬品の特性を十分理解し，薬学的に問題ないと判断される場合に執り行うこと。」と規定されています[15]。この，「薬学的に問題ない」というのが重要なのです。製剤は，有効成分の特性と治療上の適用に合わせて設計されているものなので，粉砕したりして問題ないものは基本的にありません。ですので，慎重に判断することが求められます。

― 有効成分に関する理化学的知見 ―

一般名：オザグレル塩酸塩水和物（Ozagrel Hydrochloride Hydrate）

化学名：(*E*)-3-[*p*-(1*H*-imidazol-1-ylmethyl)phenyl]-2-propenoic acid hydrochloride monohydrate

構造式：

COOH・HCl・H_2O

分子式：$C_{13}H_{12}N_2O_2$・HCl・H_2O

分子量：282.72

性　状：白色の結晶又は結晶性の粉末で，においはなく，酸味及び苦味がある。メタノールに溶けやすく，水にやや溶けやすく，エタノール(95)にやや溶けにくく，アセトン又はジエチルエーテルにほとんど溶けない。

図4　有効成分のにおいや味に関する記載例

ドメナン®錠添付文書〔2020年8月改訂（第11版）〕より

まとめ

❶ 製剤は，有効成分が安定に，そして安全に患者さんの病巣に届くように，有効成分の特性と治療上の適用に合わせて設計されているものであるので，割ったりつぶしたりして問題ないものは基本的になく，慎重に判断することが求められる。

❷ 製剤からの有効成分の放出速度が調節されている製剤を割ったり，つぶしたりすると，製剤からの有効成分の溶け出し方が変わり，体内への有効成分の吸収速度や吸収量に影響を及ぼし，効果が得られなくなったり副作用が生じたりする。

❸ 有効成分の結晶性は水への溶け方に大きな影響を及ぼす。製剤をつぶしたり，水と混ぜたりすると，有効成分の結晶性に変化が起きて，水への溶け方が変わり，結果として十分な効果が得られなくなってしまうことがある。

❹ 有効成分には，吸湿性があるものや光分解するもの，味やにおいが悪いものがある。製剤では，コーティングなどにより，防湿や遮光，マスキングを施しているので，製剤をつぶしたりカプセルから出したりすると，これらの効果が失われる。

参考文献

1) 第18改正日本薬局方 製剤総則
2) 公益財団法人　日本医療機能評価機構　医療事故情報収集等事業　医療安全情報 No.158 2020年1月
3) オキシコンチン®錠　添付文書
4) パリエット®錠　添付文書
5) 最新製剤学第4版，廣川書店(2016)
6) シングレア®錠　添付文書
7) 難水溶性薬物の物性評価と製剤設計の新展開　シーエムシー出版
8) 非晶質薬物の製剤開発における固体物性評価の重要性　上田廣　ファルマシア　52(5)，392-396(2016)
9) カレトラ®配合錠　添付文書
10) サーティカン®錠　添付文書
11) ゼルボラフ®錠　添付文書
12) プログラフ®カプセル　添付文書
13) 化学構造と薬理作用　医薬品を化学的に読む　第2版，廣川書店(2015)
14) ドメナン®錠 添付文書
15) 厚生労働省保険局医療課医療指導監査室，保険調剤の理解のために(令和2年度)

6 この薬は一包化できるの？

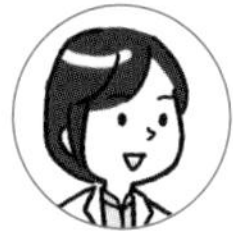

一包化調剤って，何種類もの薬を服用している高齢者には便利ですよね。

そうですね。服薬忘れの防止には有用ですね。また指先に痺れがあったり，PTPシートから薬を取り出しにくい患者さんにも良いですね。

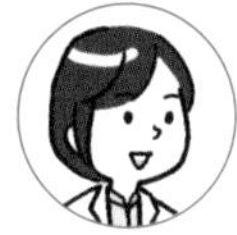

私の病院ではオパルモン®錠を一包化しているのですが，この前，ジェネリック医薬品（GE）のリマプロスト アルファデクス錠5μg「テバ」を持参した患者さんは，ほかの薬と一緒に一包化されておらず，PTPシートのまま調剤されていました。

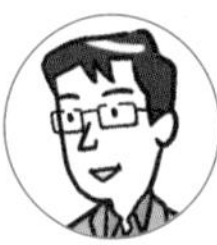

添付文書は見てみましたか？

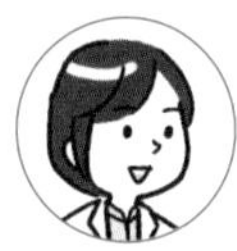

見ました。でも一包化に関する情報は書いてありませんでした。

そうですね，一包化に関する情報は添付文書に明記されていません。しかし，添付文書から一包化ができるか否かは予測できますよ。

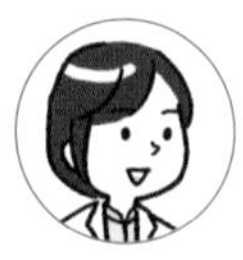

えー，そうなのですか？

添付文書にはさまざまな項があります。まず，今回の一包化できるか否かを判断するに当たって知りたいことは何ですか？

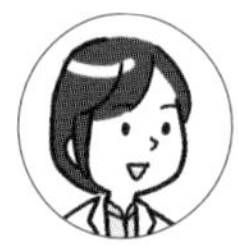

えっと，光分解とか吸湿性があるか，とか…。

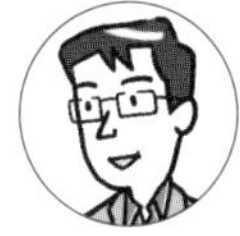

そうですね。それは添付文書のどこを見れば情報が得られると思いますか？

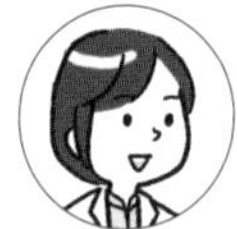

あ，「有効成分に関する理化学的知見」の「性状」ですか？

その通りです。まずは，主薬の性状を知ることが重要です。ここに光で分解されやすいとか，吸湿性があるとか書かれていたら，一包化は要注意ですよね？

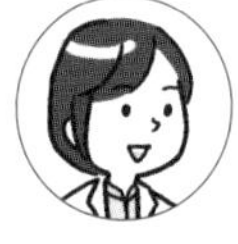

なるほど，ここを見れば良かったのですね。いつも用法・用量のところとか，相互作用のところとか，副作用のところとかしか見ていませんでした。

あ，そうですよね。処方監査や処方提案ではそこが重要ですからね。しかし，添付文書には主薬の性状や構造式まで掲載されていますから，薬剤師ならここは簡単に理解できますよね。

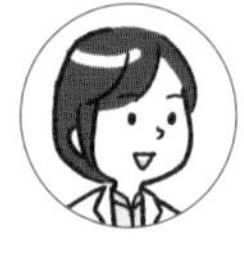

…はい（苦笑）。

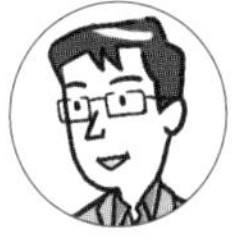

では先ほどのオパルモン®錠の添付文書を見てみましょうか。

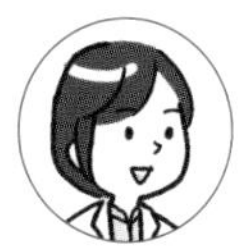

はい。性状には「吸湿性である」と書かれています。ということは，本当はオパルモン®錠は一包化してはいけないのでしょうか？

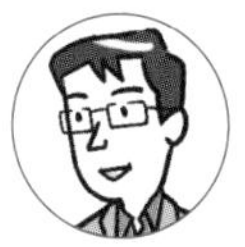

確かにこの主薬であるリマプロスト アルファデクスは吸湿性がありますから，調剤するときには注意が必要ですね。ほかの項目はどうでしたか？

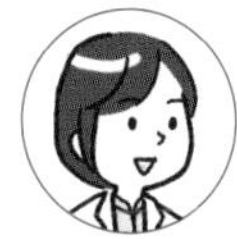

え，ほかの項目ですか…。うーん。該当するものが見当たりません。「適用上の注意」の項には「PTPシートから取り出して服用するよう指導すること」としか書いてないし…。

そうですね。では今回一包化されていなかったジェネリック薬のリマプロスト アルファデクス錠5μg「テバ」の添付文書も見てみましたか？

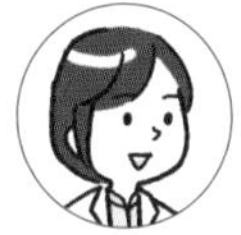

はい。こちらも性状に「吸湿性である」と書いてあります。

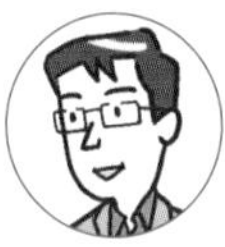

そうですね。ほかはどうですか？

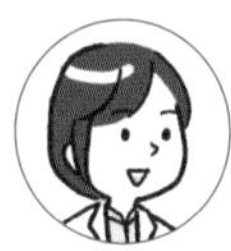

あ，「取扱上の注意」の項には「PTPシートのまま保存し，服用時にPTPから取り出すこと」と「通常の市場流通下において3年間安定であることが推測された」と書いてありました。ということはPTPシートから出して調剤してはいけないということではないでしょうか？　そうするとオパルモン®錠の添付文書には書いてはないけれど，主薬が同じだから，オパルモン®錠も一包化してはいけないのではないですか？

これらの情報から，今回の持参薬であるリマプロストアルファデクス錠5μg「テバ」は，一包化はできないと考えられますね。では，オパルモン®錠も主薬が同じだからといって，同様に一包化調剤できないと考えても良いでしょうか？

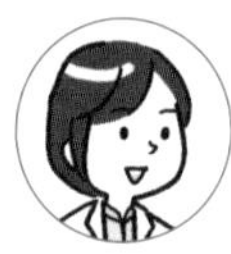

え，ダメなのですか？

先発医薬品とGEは全て一緒ですか？

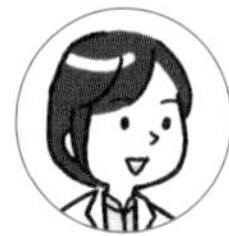

あ，添加剤が違います。

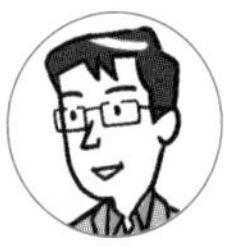

その通りです。ではそれぞれの添加剤を見てみましょうか（**表1**）。何か違いは見つかりましたか？

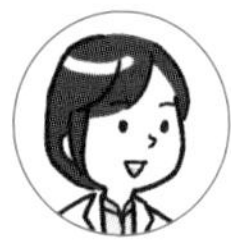

オパルモン®錠は… β-シクロデキストリン？ あ，これは包接化合物を作る…。

表1 オパルモン錠とリマプロストアルファデクス錠の添加剤

製品名	添加剤
オパルモン®錠5μg	デキストラン40，β-シクロデキストリン，カルメロース，軽質無水ケイ酸，ステアリン酸マグネシウム，乳糖水和物
リマプロストアルファデクス錠5μg「テバ」	結晶セルロース，ステアリン酸マグネシウム，乳糖水和物

オパルモン錠 添付文書〔2014年10月改訂（第16版）〕
リマプロストアルファデクス錠5μg「テバ」 添付文書〔2020年3月改訂（第3版）〕

そうです。もともと主薬のリマプロストは微量で活性を示すので，錠剤化するために含量均一性の確保やその吸湿性を改善することが課題でした。そこでα-シクロデキストリンとの包接化合物としたことで錠剤化に成功しました[1)]。添付文書の構造式を見ると，複合体になっているのがわかりますよね（**図1**）。

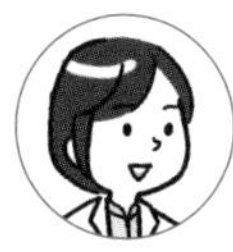

本当だ，複合体になっています。

しかし，PTPシートでの保存安定性は良くなったものの，PTPから取り出した後では安定性は良くありませんでした。そこで，このβ-シクロデキストリンと主薬を凍結乾燥し，さらに添加物としてβ-シクロデキストリンを添加することで，安定性が向上したのです。

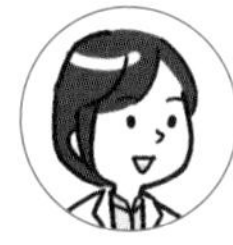

そうだったのですね。だからオパルモン®錠は一包化が可能なのですね。何だかほかのGEはどうなのか気になってきました。あ，リマプロスト アルファデクス錠5μg「日医工」とリマプロスト アルファデクス錠5μg「サワイ」もβ-シクロデキストリンが添加物に記載されています。ということは，これらのGEならば一包化は可能なのですね。

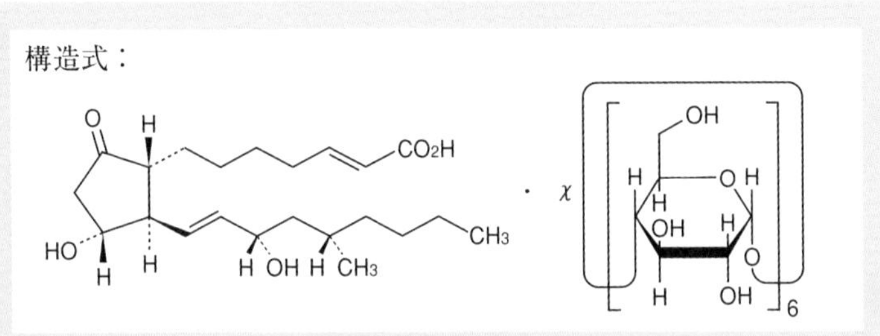

図1　リマプロスト アルファデクスの構造

オパルモン錠　添付文書〔2014年10月改訂（第16版）〕

そういうことですね。

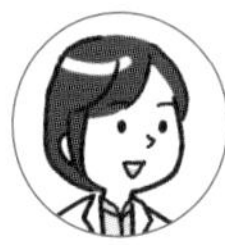

今まで添付文書を製剤学的な視点から見ていませんでした。

仕方ないですね（苦笑）。製剤学的な情報を得るのに添付文書も捨てたものではないでしょう？　添付文書は何より公文書ですからね。

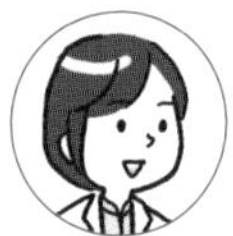

はい。あ，では先生，口腔内崩壊錠って唾液で溶かして服用できるから，主薬というより製剤的に吸湿性が高いように思うのです。これも添付文書で調べてみます！

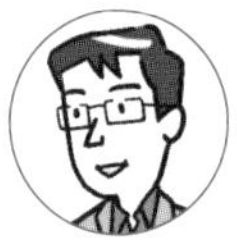

何だかだいぶ乗ってきましたね（苦笑）。

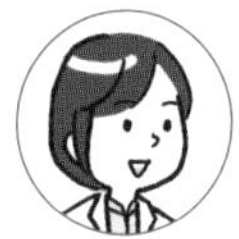

アムロジン®OD錠もよく一包化されるのです。えっと，性状は…，添加剤も特別気になるものはないし…。「薬剤交付時の注意」に「本剤をPTPシート又は瓶から取り出して保存する場合は，湿気，光を避けて保存するよう指導すること。」と書かれてあります。ということは，一包化はダメですか？

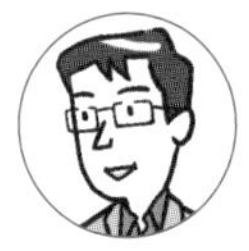

うーん，そうとも取れますよね。ここは添付文書情報の補足としてインタビューフォームの「製剤の各種条件下における安定性」の項と照らし合わせて考えるべきですね。

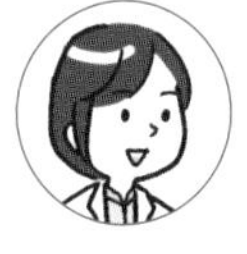

なるほど。そうすると，分包包装品で4ヵ月後も問題なさそうです。

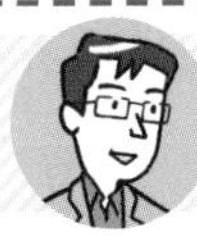

配合変化についても注意しましょう

1

では，ほかに添付文書から一包化の可否が読み取れるものって何かありますか？

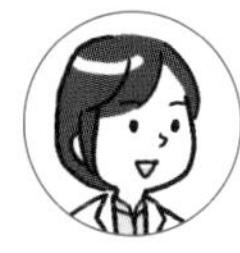

え？　もうないと思いますが…。

散剤には配合変化がありますよね。では錠剤ではどうでしょう？　一包化調剤の際には配合変化って考えなくても良いですか？

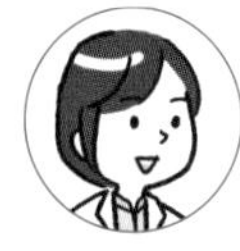

え，錠剤の配合変化ですか。
考えてもみませんでした。

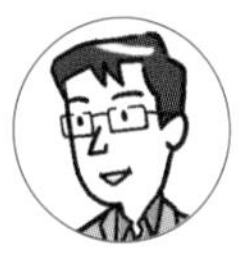

実はいくつか報告があります。アミノフィリン錠と酢酸フタル酸セルロースを腸溶性皮膜とする腸溶錠を共存させると，腸溶性皮膜表面の着色と耐酸性能を低下することが報告されています[2)]。すなわち，腸溶性が損なわれてしまします。これはアミノフィリン中に存在するエチレンジアミンが揮発することにより酢酸フタル酸セルロースと相互作用することによると考えられています。また，テルミサルタン錠とアスピリン腸溶錠を一包化調剤すると，配合変化を起こすことが報告されています[3)]。これはテルミサルタン自身ではなく，テルミサルタン錠中の添加剤メグルミンは塩基性物質であり，それゆえにアスピリン腸溶錠の腸溶性皮膜であるメタクリル酸コポリマーLDを溶解し，腸溶性を損ねると考えられています。このように主薬の構造から考えられる配合変化や添加剤同士の配合変化が報告されていますから，一包化の可否は添付文書の添加剤や構造式の項からも情報は得られますよ。

まとめ

❶ 添付文書には一包化の可否は明確に記載されていないが，「性状」や「取扱上の注意」から一包化の可否は推測できる。

❷ 添付文書とインタビューフォームを照らし合わせると一包化の可否は判断しやすい。

❸ 主薬だけでなく添加剤同士の配合変化は，添付文書の「添加剤」の項や「構造式」で判断できるものもある。

参考文献

1) 関屋昇，オパルモン錠の一包化達成のためのシクロデキストリンによる安定化と高速打錠生産，薬剤学，76 (6)，372-377，2016.

2) 木村信一，渡辺　敦，生駒利恵子，土谷隆紀，杉原正泰，花輪剛久，中島新一郎，1回量包装内における腸溶錠とアミノフィリン錠の物理化学的相互作用，薬剤学，59 (4)，139-147，1999.

3) 岩山訓典，久保靖憲，小野尚志，笠茂紗千子，飯田慎也，大滝康一，山田峻史，安達知輝，福士将秀，栗屋敏雄，田﨑嘉一，テルミサルタン錠との一包化によりアスピリン腸溶錠は成分量および溶出率が低下する配合変化を起こす，医療薬学，44 (7)，333-340，2018.

4) オパルモン®錠5μg　添付文書

5) リマプロスト アルファデクス錠5μg「テバ」添付文書

6) リマプロスト アルファデクス錠5μg「日医工」添付文書

7) アムロジン®OD錠2.5mg，5mg，10mg 添付文書

8) アムロジン®OD錠2.5mg，5mg，10mg インタビューフォーム 2020年10月改訂（第25版）

7　口腔内崩壊錠ってどれも同じ?

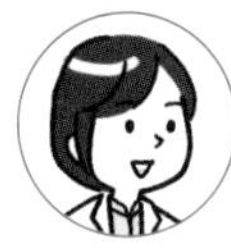

アムロジピンOD錠「トーワ」を服用している患者さんから，水で飲んでも大丈夫かって聞かれたのですが，口腔内崩壊錠って水なしで飲むものですよね？

アムロジピンOD錠「トーワ」の添付文書を見てみましょうか。「適用上の注意：3. 服用時」の項に「本剤は舌の上にのせ唾液を湿潤させ，唾液のみで服用可能である。また，水で服用することもできる。」と記載されています（**図1**）。これにはきちんとした理由があります。そもそも口腔内崩壊錠は，普通の錠剤との生物学的同等性試験に適合しています。アムロジピンOD錠「トーワ」の添付文書「薬物動態」の項の「生物学的同等性試験」では水なしで服用した場合と水で服用した場合の血漿中アムロジピン濃度が記載されています（**図2**）。この結果から，口腔内崩壊錠でない普通の錠剤と薬物の体内動態は変わらないことがわかります。

9．**適用上の注意**

1）**分割後**：分割後は早めに使用すること。分割後やむを得ず保存する場合には、湿気、光を避けて保存すること。

2）**薬剤交付時**：

(1) PTP包装の薬剤はPTPシートから取り出して服用するよう指導すること。[PTPシートの誤飲により、硬い鋭角部が食道粘膜へ刺入し、更には穿孔を起こして縦隔洞炎等の重篤な合併症を併発することが報告されている。]

(2) 本剤をPTPシート又は瓶から取り出して保存する場合は、湿気、光を避けて保存するよう指導すること。

3）**服用時**：本剤は舌の上にのせ唾液を湿潤させ、唾液のみで服用可能である。また、水で服用することもできる。

図1　分割後，服用時に関する記載

アムロジピンOD錠「トーワ」〔2020年12月改訂（第19版）〕より

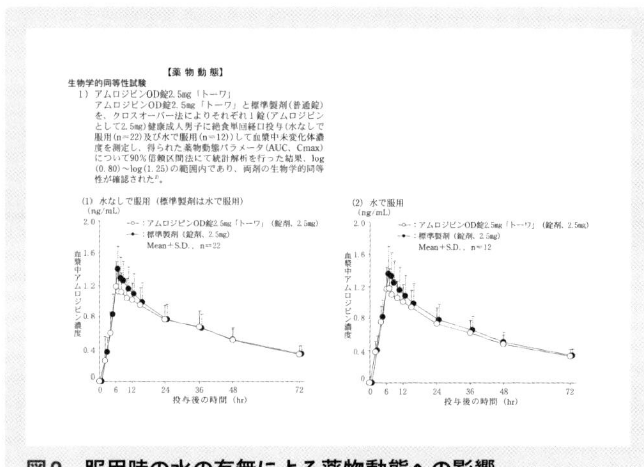
【薬物動態】

生物学的同等性試験

1）アムロジピンOD錠2.5mg「トーワ」

アムロジピンOD錠2.5mg「トーワ」と標準製剤（普通錠）を、クロスオーバー法によりそれぞれ1錠（アムロジピンとして2.5mg）健康成人男子に絶食単回経口投与（水なしで服用（n＝22）及び水で服用（n＝12））して血漿中未変化体濃度を測定し、得られた薬物動態パラメータ（AUC、Cmax）について90％信頼区間法にて統計解析を行った結果、log(0.80)～log(1.25)の範囲内であり、両剤の生物学的同等性が確認された[3]。

図2　服用時の水の有無による薬物動態への影響

アムロジピンOD錠「トーワ」〔2020年12月改訂（第19版）〕より

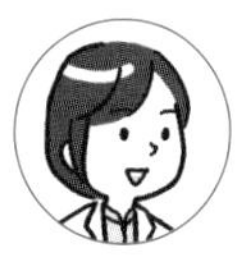

どちらでも大丈夫なのですか？

そうです。口腔内崩壊錠は，①薬を飲み込むことが難しい人に向いている，②透析を受けているなど水分の摂取制限のある人に向いている，③水分を必要としないので外出先での服用に便利，といった利点がありますが，通常の薬剤と同様に，水で服用することも可能です。

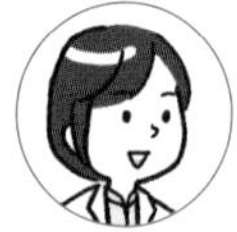

特に数種類の薬を一度に飲んでいる患者さんの場合は，口腔内崩壊錠だけ水なしで飲んで，普通錠は水で飲むって，かえって面倒ですよね。

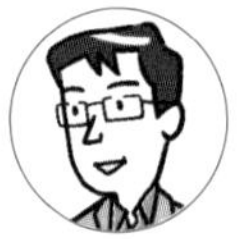

そうですね。そのような場合は，口腔内崩壊錠だけ無理に水なしで飲む必要はありません。

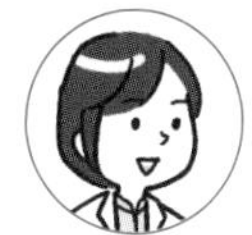

あと，この患者さんはアムロジピンOD錠2.5mgが1錠で処方されていたのですが，最近0.5錠に減量になりました。アムロジピンOD錠2.5mg「トーワ」には割線がありますが，分割調剤って大丈夫なのかと…。唾液で溶けるから錠剤自体がもろくないのですか？

添付文書には「適用上の注意：1．分割後」の項に分割後のことが記載されていますよね（**図1**）。

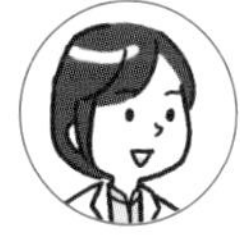

ということは，分割できるのですね？

以前は，口腔内崩壊錠はもろいというイメージでしたが，今では優れた口腔内崩壊錠技術によって，分割調剤も可能になっていますし，錠剤自体に刻印や印字ができるようになっています。アムロジピンOD錠もその一つですよね。

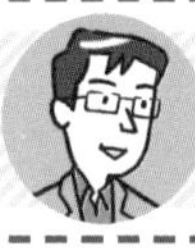

さまざまな口腔内崩壊錠製造技術

口腔内崩壊錠の歴史を見てみると，日本では1997年に初めて口腔内崩壊錠が発売されました。この時の口腔内崩壊錠は，Zydis®，WOWTAB®-Wet，Lyroc®systemのような鋳型錠技術と呼ばれるPTPシートに薬物を含有した分散液を直接流し込み乾燥させて調製していたり，湿製錠技術と呼ばれる薬物と糖類等の混合物を湿潤させ低圧で成形し乾燥する方法で調製されていました。Zydis®技術で調製されているジプレキサ®ザイディス®錠の添付文書「組成・性状」を見ているとよくわかります（**図3**）。添加剤も少なく，形状も通常の錠剤のような形状ではなく，型に流しこんでできたような形をしています。しかし，これらの技術で調製された

3. 組成・性状
3.1 組成

販売名	ジプレキサ ザイディス錠2.5mg	ジプレキサ ザイディス錠5mg	ジプレキサ ザイディス錠10mg
有効成分	1錠中 オランザピンとして2.5mg	1錠中 オランザピンとして5mg	1錠中 オランザピンとして10mg
添加剤	ゼラチン、D-マンニトール、アスパルテーム、パラオキシ安息香酸メチルナトリウム、パラオキシ安息香酸プロピルナトリウム		

3.2 製剤の性状

販売名		ジプレキサ ザイディス錠2.5mg	ジプレキサ ザイディス錠5mg	ジプレキサ ザイディス錠10mg
性状・剤形		黄色の素錠（凍結乾燥製剤）		
外形	表面	Z		
	裏面			
	側面			
大きさ	直径	10mm	10mm	11mm
	厚さ	2.4mm	2.4mm	2.7mm
重量		約0.013g	約0.016g	約0.024g
識別コード		Z	—	—

図3　ジプレキサザイディスの「組成・性状」
ジプレキサザイディス錠〔2020年2月改訂（第1版）〕より

口腔内崩壊錠は，崩壊性に優れるものの十分な硬度が得られず，もろい錠剤でした。

その後，このもろさを克服すべく，EMP速崩錠，WOWRTAB®-Dry，SATAB®のような強度を付与した製剤から，RACTAB®，PEATAB®，SUITAB-NEX®というような一般の錠剤と同様の調製方法で調製する技術が開発され，吸水性や硬度が改善されたことにより一包化調剤が可能となっただけではなく，半分に分割できるように割線が入っていたり，錠剤表面に薬品名が刻印や印字ができるような口腔内崩壊錠が多数市販されています。

例えばアムロジン®OD錠は，SUITAB-NEX®と呼ばれるマンニトールとコンスターチを基本とした技術で調製されています。添付文書の添加物を見てわかるように，通常の錠剤と口腔内崩壊錠では添加されている添加剤の種類が異なり，口腔内崩壊錠では口腔内で崩壊するように精

3. 組成・性状

3.1 組成

販売名	アムロジン錠 2.5mg	アムロジン錠 5mg	アムロジン錠 10mg
有効成分	1錠中日局アムロジピンベシル酸塩 3.47mg（アムロジピンとして2.5mg）	1錠中日局アムロジピンベシル酸塩 6.93mg（アムロジピンとして5mg）	1錠中日局アムロジピンベシル酸塩 13.87mg（アムロジピンとして10mg）
添加物	結晶セルロース、無水リン酸水素カルシウム、デンプングリコール酸ナトリウム、ステアリン酸マグネシウム、ヒプロメロース、酸化チタン、タルク、カルナウバロウ		

販売名	アムロジンOD錠 2.5mg	アムロジンOD錠 5mg	アムロジンOD錠 10mg
有効成分	1錠中日局アムロジピンベシル酸塩 3.47mg（アムロジピンとして2.5mg）	1錠中日局アムロジピンベシル酸塩 6.93mg（アムロジピンとして5mg）	1錠中日局アムロジピンベシル酸塩 13.87mg（アムロジピンとして10mg）
添加物	軽質無水ケイ酸、メタクリル酸コポリマーLD、タルク、クロスカルメロースナトリウム、ポリソルベート80、黄色三二酸化鉄、水酸化ナトリウム、ヒプロメロース、D-マンニトール、トウモロコシデンプン、クロスポビドン、ヒドロキシプロピルセルロース、アスパルテーム(L-フェニルアラニン化合物)、タウマチン、フマル酸ステアリルナトリウム、香料		

図4　OD錠の添加物

アムロジンOD錠〔2020年9月改訂（第1版）〕より

密な製剤設計がされていることがわかります(**図4**)。この技術ではメタクリル酸コポリマーLDを用いた微粒子コーティング技術を導入し，アムロジピンの苦味改善と光安定性の改善を行っています。一方，同じ成分であるアムロジピンOD 錠「トーワ」はテレビコマーシャルでもお馴染みのRACTAB®技術を用いて調製されています。これは速崩壊性粒子と主薬もしくは主薬を含む造粒物を打錠して調製する方法です。

口腔内崩壊錠は口腔内で速やかに崩壊するため，主薬に苦味があると服用時に苦味を感じやすく，患者さんのアドヒアランスの低下をもたらします。そのため，アムロジン®OD錠に見られるようにさまざまな苦味マスキング技術も開発されています。

最も一般的なマスキングの方法は，甘味剤や香りを感じさせるフレーバーを添加して苦味をマスキングする方法です。甘味剤やフレーバーを薬物とともに練合，造粒して口腔内崩壊錠を調製します。甘味剤には砂糖の数十倍から数万倍の甘さをもつ高甘度甘味料であるアスパルテームやアセスルファムカリウムによる苦味マスキング，清涼感を与えるメントールとアスパルテームなどの甘味料の組み合わせによる苦味マスキン

【組成・性状】

	アムロジピンOD錠2.5mg「トーワ」	アムロジピンOD錠5mg「トーワ」	アムロジピンOD錠10mg「トーワ」
1錠中の有効成分	日局 アムロジピンベシル酸塩 ……………3.47mg（アムロジピンとして2.5mg）	日局 アムロジピンベシル酸塩 ……………6.93mg（アムロジピンとして5mg）	日局 アムロジピンベシル酸塩 …………13.87mg（アムロジピンとして10mg）
添加物	D-マンニトール、タルク、クロスポビドン、軽質無水ケイ酸、アスパルテーム(L-フェニルアラニン化合物)、l-メントール、ステアリン酸Mg、香料、アラビアガム、デキストリン、その他3成分		

図5　OD錠の添加物

アムロジピンOD錠「トーワ」〔2020年12月改訂（第19版）〕より

グなどが行われています。アムロジピンOD錠「トーワ」では，アスパルテームとl-メントールの組み合わせであることが添付文書からわかります（**図5**）。一方，アムロジン®OD錠では高甘度甘味料のアスパルテームとタウマチンを添加していることがわかります（**図4**）。そのほか，特殊なマスキング技術として，薬物との複合体形成，マトリックス型製剤，膜制御型製剤が開発されています。薬物の苦味や不快な味の種類，強さ，持続性などに応じて最適な苦味マスキング技術が用いられ，患者さんの服薬アドヒアランスの向上に貢献しています。

以前は普通錠の販売後，製品特許が切れる前にジェネリック医薬品との差別化を図る目的で，先発医薬品が口腔内崩壊錠化を行っていました。しかし，近年では先発医薬品で口腔内崩壊錠がないジェネリック医薬品においても，上述のようなさまざまな優れた技術により口腔内崩壊錠が発売されています。

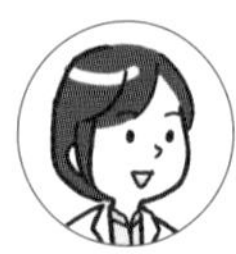

へー，口腔内崩壊錠にはこんな歴史があったのですね。知りませんでした。添付文書の成分のところを見るのが楽しくなりました。

それは良かったです。ところで余談ですけれど，口腔内崩壊錠にOD錠とかD錠とかついていますが，この違いって知っていますか？

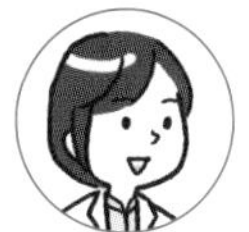

えーっと……。どれも口腔内崩壊錠ではないのですか？

OD錠とは口腔内崩壊錠を指し，D錠と呼ばれる速崩錠とは区別されます。
口腔内崩壊錠では，商品名の語尾にさまざまなアルファベットが付記されることがありますが，それらの略称は以下の語源から来ています。

D：Disintegrating 「崩壊」
OD：Orally Disintegrating 「口腔内崩壊」
RPD：Rapid Disintegrating 「速崩壊」
RM：Rapid Melt 「速溶解」

まとめ

❶ 口腔内崩壊錠とは，口腔内で速やかに溶解または崩壊させて服用できる，すなわち水なしで服用可能な錠剤である。

❷ 口腔内崩壊錠の調製法はさまざまな技術が開発され，近年では一包化調剤に適しているものや錠剤を分割できるものなど，優れた口腔内崩壊錠が多数販売されている。

❸ 口腔内崩壊錠には，薬を飲み込むことが難しい人に向いている，水分の摂取制限のある人に向いている，水分を必要としないので外出先での服用に便利，といった利点がある。

参考文献

1）すべてがわかる口腔内崩壊錠ハンドブック，PLCM（耕薬）研究会編集，じほう（2012）
2）すべてがわかる口腔内崩壊錠ハンドブック—製剤技術・装置・添加剤編—，PLCM（耕薬）研究会編集，じほう（2020）
3）アムロジピンOD錠「トーワ」 添付文書
4）アムロジンOD錠 添付文書
5）ジプレキサザイディス 添付文書

8 包装に工夫のある製剤は何？

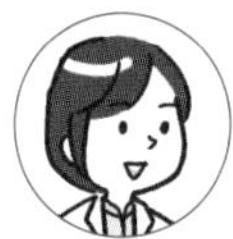

調剤をしていてPTPシートに台紙が付いていたり，患者さんにわかりやすいような工夫がされた包装が色々あることを知って，びっくりしました。でもこういう包装の情報って，添付文書ではわからないですよね？

そうですね。残念ながら添付文書からは包装上の工夫に関する情報はほぼ得られないですね。例えば，内用液剤は調剤の際に投薬瓶に入れ，服用時には付属のカップで計量して服用する必要があり，利便性が良いとはいえません。そこで，最近では1回服用分がスティックになった内用液剤があります。リスパダール®内用液がその一つです（**図1**）。リスパダール®内用液の添付文書を見てみましょう（**図2**）。「製剤の性状」のところに「包装形態」の項目があります。ここには「分包品（アルミラミネート製）」と記載されていますので，分包品であることは想像ができますけれども，それ以上の形態はちょっとわかりにくいですね。このように，ほとんどの添付文書では包装材料の材質は記載されていますけれども，他の特徴的な情報は得られません。

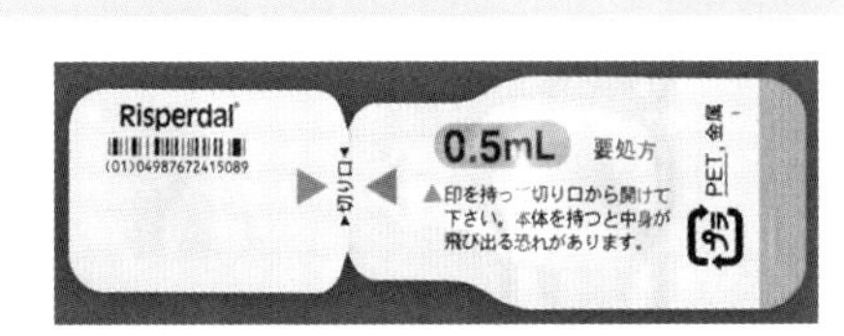

図1　スティクタイプのリスパダール®内用液

一方で，「製剤の性状」の項に容器の外形が記載されているものもあります（**図3**）。ボナロン®経口ゼリー35mgです（**図4**）。従来，ゼリー剤はカップタイプの包装でしたが，持ち運びが不便であり，保管に場所をとる，服用時にはスプーンなどの器具が必要といった問題がありました。一方でこのスティックタイプの包装は，容器内にゼリー剤とクリーンエアを充填封入した包装で，ゼリーを空気で押し出すため，取り出しやすく簡便ですし，持ち歩きにも便利ですね。せっかくですから，包装に工夫のある製剤を見てみましょうか。最近は1週間に1回だけ飲む薬など飲み方に注意が必要な薬の包装や，患者さんが取り出しやすいように工夫された包装など，患者さんの服薬アドヒアランスの向上を考えた包装がありますよね。どんなものを見たことがありますか？

3.2 製剤の性状

剤形	無色澄明の液剤				
pH	2.0～4.0				
包装形態	分包品（アルミラミネート製）				瓶包装品（褐色瓶）
	0.5mL	1mL	2mL	3mL	30mL
識別コード	JP104	JP105	JP106	JP109	

図2　リスパダール®内用液の添付文書「製剤の性状」の項

リルパダール®内用液 添付文書〔2020年1月改訂（第1版）〕

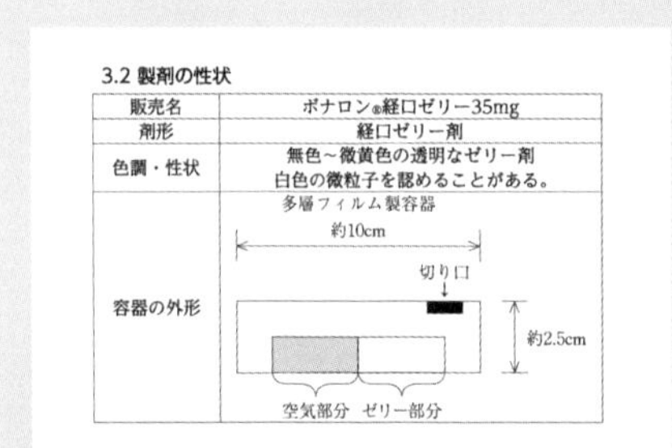

3.2 製剤の性状

販売名	ボナロン®経口ゼリー35mg
剤形	経口ゼリー剤
色調・性状	無色～微黄色の透明なゼリー剤 白色の微粒子を認めることがある。
容器の外形	多層フィルム製容器 約10cm 切り口 約2.5cm 空気部分　ゼリー部分

図3　ボナロン®経口ゼリー35mgの添付文書「製剤の性状」の項

ボナロン®経口ゼリー35mg 添付文書〔2019年5月改訂（第1版）〕

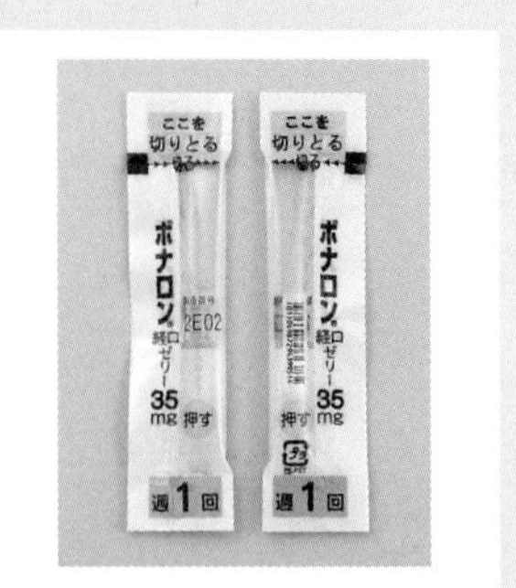

図4　ボナロン®経口ゼリー35mg

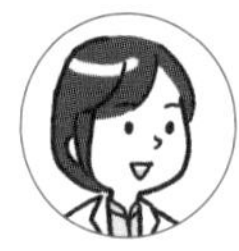

骨粗しょう症の薬剤はPTPシートが説明の明記された台紙に挟んであって，わかりやすいなと思いました。これらの薬剤を飲む患者さんはほとんどが高齢者ですし。あとピロリ菌除菌の際に服用する薬剤も包装が工夫されていて，わかりやすいと思いました。

その通りです。ボナロン®錠35mgやフォサマック®錠35はPTPシートを台紙に挟み，週1回の服用予定日が記入できるので，飲み忘れや誤投薬を防いでいます（**図5**）。ほかにも同じようなコンセプトでピロリ菌の除菌治療に使用される薬剤のシートがあります。ピロリ菌の除菌療法では一次除菌療法，二次除菌療法ごとに3種類の異なる薬剤をそれぞれ決められた用量を1日2回，7日間服用しなければなりません。実際に一次除菌の不成功例では服薬忘れが報告されていることから，安定した除菌効果を得るためには服薬コンプライアンスの確保が重要です。また，処方する医師や調剤する薬剤師側から見ると，3種類全ての薬剤を処方し，調剤しなければなりません。そこで，3剤を1つのパック製剤にすることにより，患者さんの服薬コンプライアンスの向上と医療現場における3剤の処方と調剤および服薬指導の煩雑さの軽減を目的としてこの1回分のパック製剤が考案されました（**図6**）。

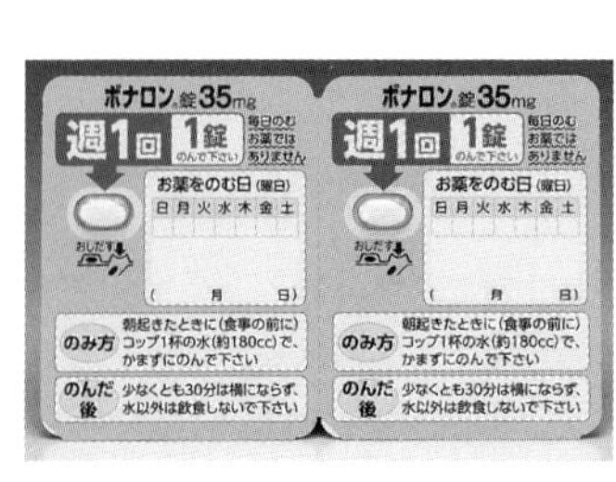

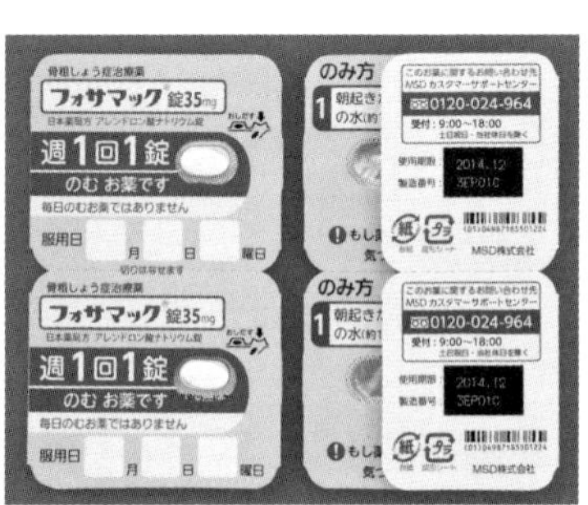

図5　飲み忘れがないように工夫されたパッケージ

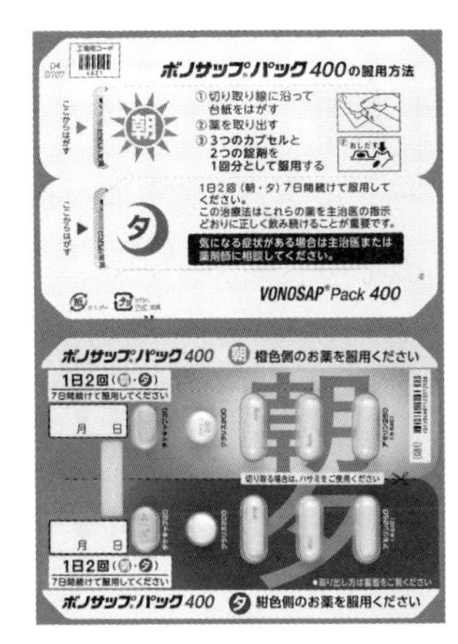

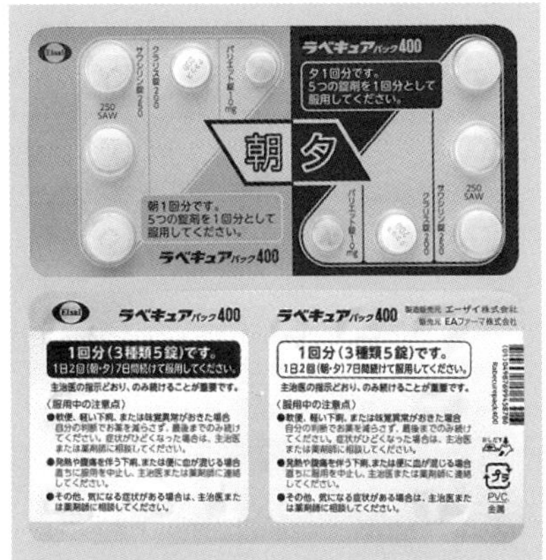

図6　患者さんにも処方する医師や調剤する薬剤師にも配慮したパッケージ

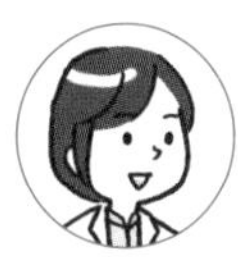

へェ～，包装は患者さんだけでなく，医療従事者にもミスなく処方や調剤できるように工夫されたものがあるのですね。

ほかにも色々ありますよね。低用量ピルもその1つですよね。毎日続けて服用した後に休薬がありますから，その休薬日を間違えないようになっています。ルナベル®配合錠ULDのようにシート上に休薬期間がわかるようになっているものや，アンジュ®28のように休薬期間はプラセボを服用し間違えないように工夫されているものもあります（**図7**）。また，多発性骨髄腫の治療薬であるニンラーロ®では，服薬間違いや調剤間違いを防ぐために，1シートに1カプセルを包装したパッケージになっています（**図8**）。さらに，多発性骨髄腫に現れやすい指先のしびれがある患者さんにも配慮し，薬剤の落下を防ぐために受け皿をつけて，手のひらでも薬剤を押し出せる設計になっています。

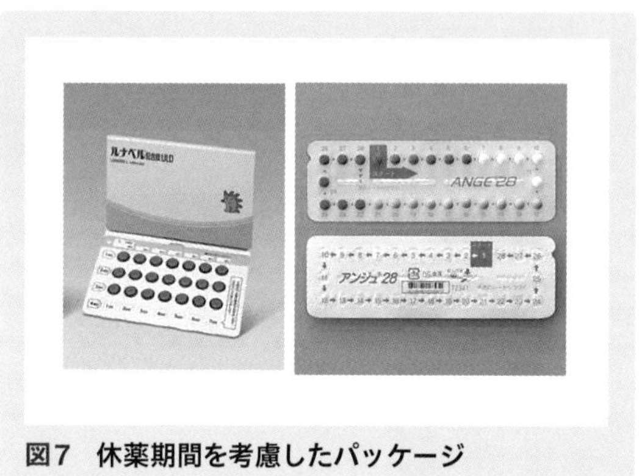

図7　休薬期間を考慮したパッケージ

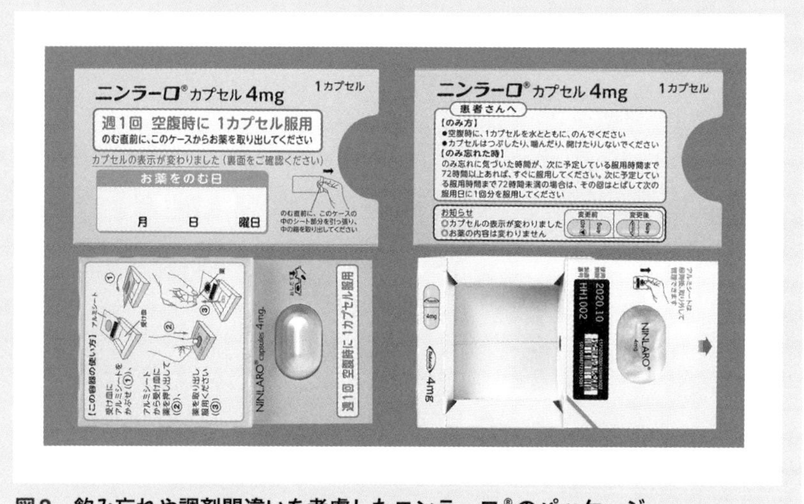

図8　飲み忘れや調剤間違いを考慮したニンラーロ®のパッケージ

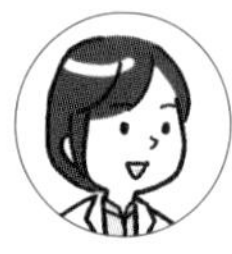

患者さんのコンプライアンスだけでなく，体の状態も考えて薬剤の包装は考えられているのですね。

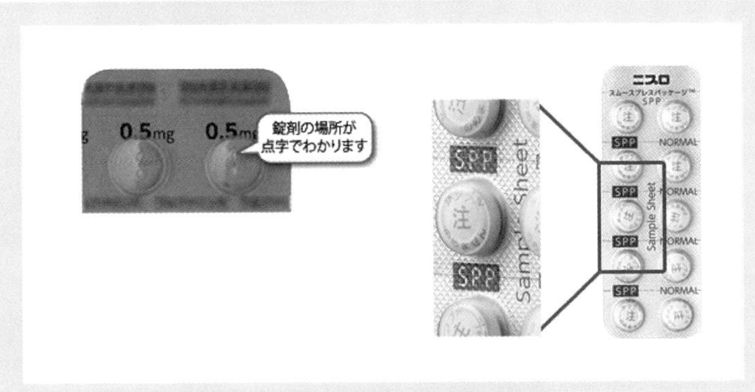

図9　患者さんを配慮して考案されたPTPシート

そうです。慢性疾患の薬は毎日服用するものですから，患者さんのコンプライアンスに影響してはよくありませんよね。そのため，最近では患者さんの状態に配慮した包装も考案されています。例えば，PTPシートの錠剤が入るポケット部分に点字様の凸部を入れ，視覚障害者や高齢者でも指先で凸部に触れることにより錠剤を識別できるように設計されています（**図9**）。また，シートの素材を改良することで，少ない力でも錠剤を押し出しやすく，さらに錠剤が入るポケット部分の上面を平面にすることで，シート内の薬剤の印字も見やすくなっています（**図9**）。いわゆるユニバーサルデザインされた包装ですね。

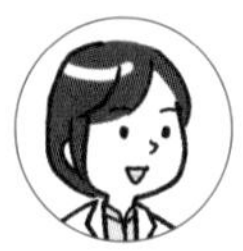

色々あるのですね。

そうですね。患者さんのアドヒアランス向上を意識した包装がたくさん開発されています。点眼薬の容器にも工夫があるのを知っていますか？

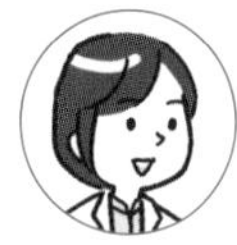

1回使い捨てタイプのものがありますよね。

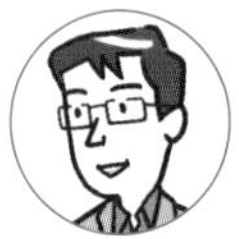

そうですね。ほかはどうですか？

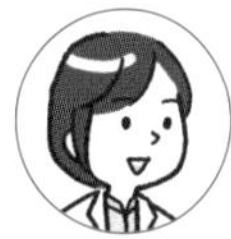

ほかの容器は…。製造している会社によって形が違うことくらいしか…。何か工夫されているのですか？

実は点眼容器もさまざまな工夫が施されているのですよ。例えば，容器の持ちやすさもその1つですよね。持ちやすいだけでなく，軽く押すだけで常に一定の量が点眼できる，またキャップもつまみやすく，と工夫されています。押しやすくするためにボトルにくぼみをつけたり，形状を円錐でなくしたり，また，一滴量がでる点眼口径を考慮し液だれしにくくする構造のボトル，さらに目の不自由な患者さんにも識別できるようにキャップのデザインを工夫するなど，患者さんにとってわかりやすく使いやすい容器が開発されています。
ちなみに包装は第18改正日本薬局方製剤包装通則で規定されています。

製剤包装通則

製剤包装通則は，容器，被包などを用いた製剤包装の原則及び包装適格性に関する基本的な事項を示すものです。

包装の原則は，有効期間に渡って規定される製剤の品質規格を保証できるようにその適格性を開発段階から十分に検討することが重要です。包装は製剤と物理的，化学的な相互作用を起こさない形状，材料で構成されなければならないだけでなく，包装の予期せぬ変化が製剤の品質に影響を及ぼしていないか，安全性や機能性，保護性など適切な試験を行い評価する必要があります。

1

まとめ

❶ 添付文書では包装材料の材質は記載されているが，ほかの包装に関する特徴的な情報は得られにくい。

❷ 患者さんの服薬アドヒアランスの向上と医療現場における処方や調剤および服薬指導の煩雑さの軽減を目的とした包装が開発されている。

❸ 取り出しやすさやわかりやすさを考慮した包装が内服薬だけでなく点眼薬にも多く取り入れられている。

参考文献

1) 花輪剛久，徳武昇，小口敏夫，空気押出型ゼリー剤の試飲調剤（第1報）—高齢患者の服用状況と空気押出型ゼリー剤の適用可能性—，帝人ファーマホームページ（https://medical.teijin-pharma.co.jp/iyaku/product/bn/bnw/）
2) MSD（株）ホームページ（https://www.msdconnect.jp/medinfo/fosamac_tab35.xhtml）
3) EA ファーマ（株）ホームページ（https://www.eapharma.co.jp/medicalexpert/ethical/ProductSheet.asp?PRODUCT=188）
4) ノーベルファーマ（株）ホームページ（https://nobelpark.jp/script/druginfo/drgDtl.php?id=18）
5) あすか製薬（株）ホームページ（https://www.aska-pharma.co.jp/iryouiyaku/tool/）
6) ニプロ（株）ホームページ（https://www.nipro.co.jp/corporate/csr/quality.html）
7) 参天製薬（株）ホームページ（https://www.santen.co.jp/ja/about/activity/use.jsp）
8) 千寿製薬ホ（株）ームページ（https://www.senju.co.jp/medical/）

2章

体内動態・有効性・安全性と製剤との関係

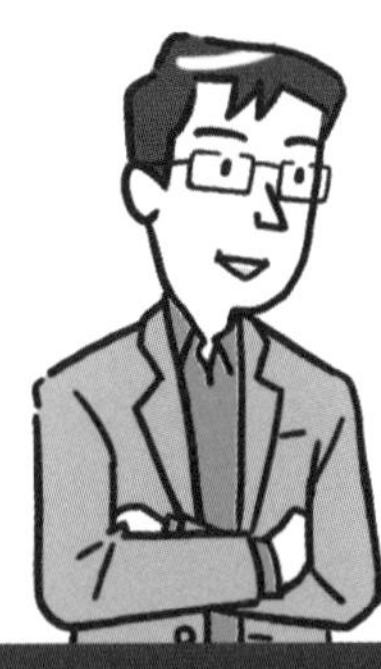

1　インスリンの注射剤の種類は？

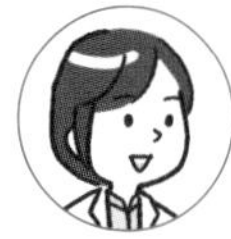

インスリンの種類ってたくさんありますね。

そう，インスリンにはたくさん種類がありますよね。違いはわかりますか？

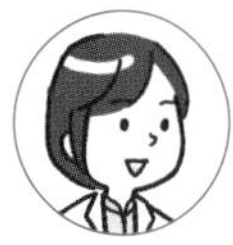

超速効型，速効型とか，あと中間型とか…。

インスリン製剤は作用時間によって分類されています。同じ分類になっていても作用時間など違いが少しあるので，患者さんの病態やライフスタイルなどによって最適なインスリン製剤が処方されています。

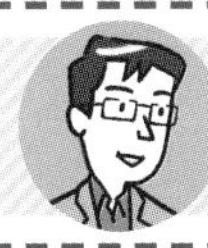

インスリン分泌とインスリン製剤

私達は常時一定の割合でインスリンを分泌しています。これを基礎分泌といいます。食事をとると血糖値が上昇しますので，それに反応してインスリンが一時的に分泌されます。これを追加分泌といいます（**図1**）。糖尿病はこれらのインスリン分泌が不足したり，効き目が弱くなることが原因で発症します。インスリン治療では，これらのインスリン分泌の不足している分を注射で補います。インスリン製剤は追加分泌を補う製剤，基礎分泌を補う製剤，追加分泌と基礎分泌の両方を補う製剤に大別されます。

追加分泌を補う製剤には，速効型インスリンと超速効型インスリンアナログがあります。基礎分泌を補う製剤には，中間型インスリンと持続型インスリンアナログがあります。また，追加分泌と基礎分泌を補う製剤には混合型ヒトインスリン製剤，二相性インスリンアナログと混合溶解インスリンアナログがあります。

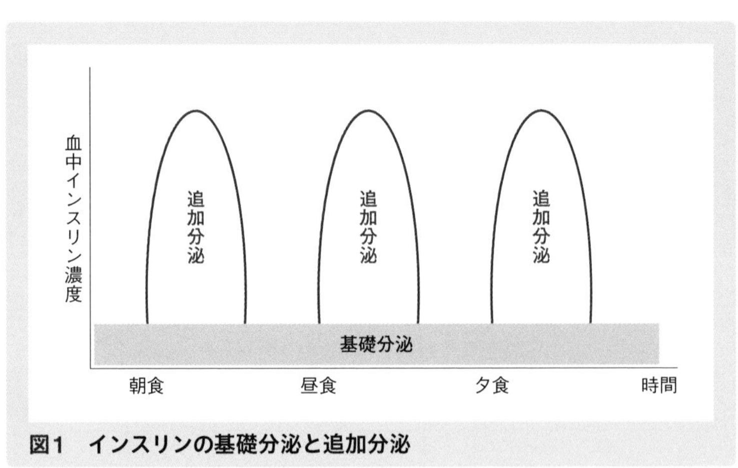

図1　インスリンの基礎分泌と追加分泌

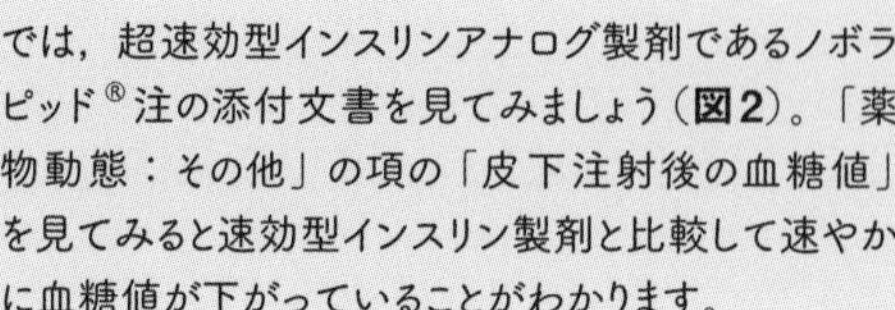

では，超速効型インスリンアナログ製剤であるノボラピッド®注の添付文書を見てみましょう（**図2**）。「薬物動態：その他」の項の「皮下注射後の血糖値」を見てみると速効型インスリン製剤と比較して速やかに血糖値が下がっていることがわかります。

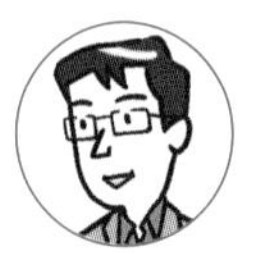

16.8 その他

16.8.1 皮下注射後の血糖値

健康成人男子12例にノボラピッド注又は速効型ヒトインスリン0.05単位/kgを皮下注射したときのΔ血糖値（投与前値からの血糖降下量）の薬力学的パラメータを示す。

本剤の投与により、速やかな血糖降下作用が認められ、最大血糖降下量（Δ血糖値のC_{max}）は速効型ヒトインスリンに比較して大きいことが示された[4)]。

Δ血糖値の薬力学的パラメータ

投与量（0.05単位/kg）	n	C_{max}（mg/dL）	T_{max}（min）	AUC（mg・min/dL）
ノボラピッド注	12	29.6±12.1	69.6±22.2	2897±1073
速効型ヒトインスリン	12	17.3±9.3	124.2±53.7	2552±1654

（平均±SD）

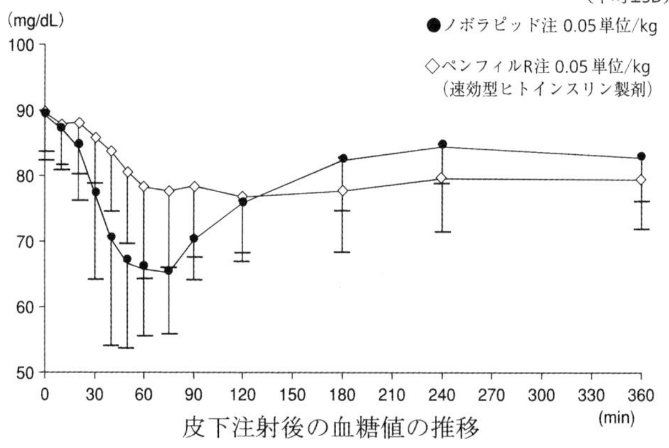

皮下注射後の血糖値の推移

血糖降下作用のおよその目安

作用発現時間	最大作用発現時間	作用持続時間
10～20分	1～3時間	3～5時間

図2　インスリン製剤の作用の違い

ノボラピッド注 添付文書〔2020年5月改訂（第1版）〕より

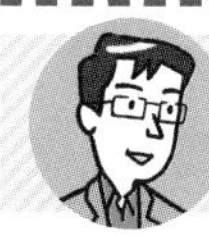

インスリン製剤について

インスリン製剤では作用発現時間と作用時間をしっかりと理解しましょう（**図3**）。

超速効型インスリンアナログは作用発現時間が10～20分と速いため，

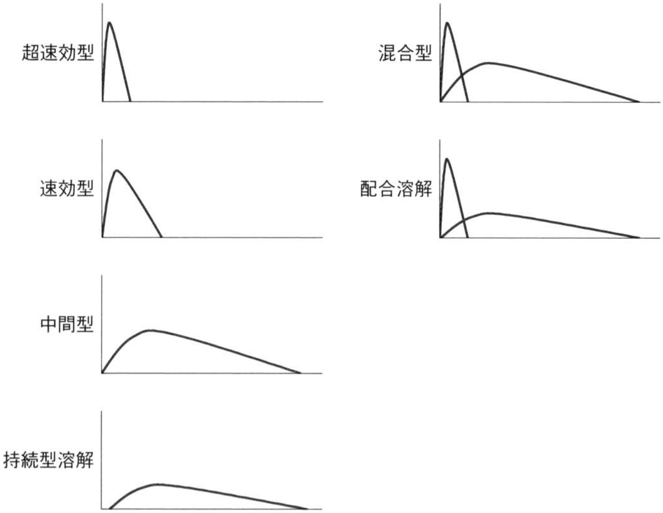

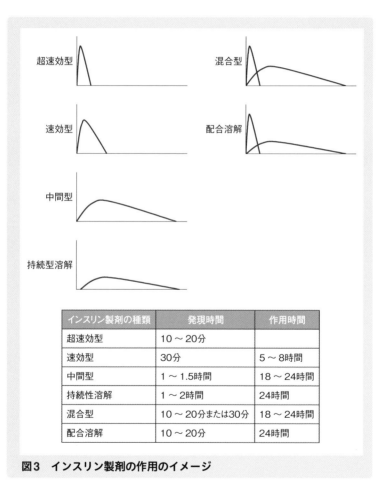

インスリン製剤の種類	発現時間	作用時間
超速効型	10～20分	
速効型	30分	5～8時間
中間型	1～1.5時間	18～24時間
持続性溶解	1～2時間	24時間
混合型	10～20分または30分	18～24時間
配合溶解	10～20分	24時間

図3　インスリン製剤の作用のイメージ

食事の直前に投与します。作用時間が短いため，速効型インスリンと比較して低血糖のリスクも軽減されます。

速効型インスリン製剤はレギュラーインスリンと呼ばれています。製品名の後にレギュラーインスリンの“R”が付いているのが特徴です。作用の発現時間は約30分のため，食事の30分前に投与します。作用時間は5～8時間です。

中間型インスリン製剤は懸濁液でNPH（neutral protamine hagedorn）インスリン製剤が使われており，商品名の後にNPHの“N”が付いているのが特徴です。作用発現時間は注射後約1～1.5時間で，効果は約18～24時間持続するため，多くの場合1日1回の注射で基礎分泌を補充できます。懸濁液ですから，注射前には必ず十分に混和してから使用します。

混合型インスリン製剤は超速効型や速効型と中間型インスリンがさまざまな比率で混合されている製剤です。インスリンの基礎分泌と追加分泌を同時に補えます。作用発現時間と作用時間は超速効型/速効型インスリン製剤と中間型インスリン製剤のそれぞれの時間とほぼ同じになります。混合型インスリン製剤も懸濁液ですから，注射前には必ず十分に混和してから使用します。

持続型溶解インスリン製剤はインスリンの基礎分泌を補う製剤です。作用発現時間は注射後約1～2時間で，約24時間作用が持続しますので，空腹時の血糖値の上昇を抑えて1日の血糖値を全体的に下げます。

配合溶解インスリン製剤は超速効型インスリン製剤と持続型インスリン製剤が混合された製剤です。インスリンの基礎分泌と追加分泌を同時に補えます。作用発現時間と作用時間は超速効型インスリン製剤と持続型インスリン製剤のそれぞれの時間とほぼ同じになります。従来の混合型インスリン製剤と異なり透明な製剤のため，注射前に混合する必要はありません。

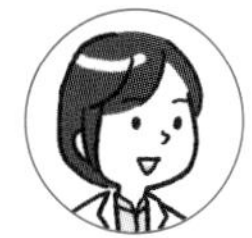

インスリン製剤とインスリンアナログ製剤の違いは何ですか？

インスリンは51個のアミノ酸からなるペプチドホルモンです。ヒトインスリン製剤は健常人から分泌されるインスリンと同じアミノ酸配列をもっています。一方，インスリンアナログ製剤はヒトインスリンのアミノ酸配列を一部変更することで，その作用時間等を変更した製剤で，超速効型や持続型製剤が実現しました。インスリンアナログ製剤の開発により，患者さんの利便性に合わせた製剤の選択肢が格段に増えました。その構造式の違いはメーカーによっても違います。添付文書の「有効成分に関する理化学的知見：構造式」を見るとその違いがわかります（**図4**）。

19.有効成分に関する理化学的知見

一般名：インスリン アスパルト(遺伝子組換え)　［命名法：JAN］
Insulin Aspart (Genetical Recombination)　［命名法：JAN］
分子式：$C_{256}H_{381}N_{65}O_{79}S_6$
分子量：5825.54
構造式：

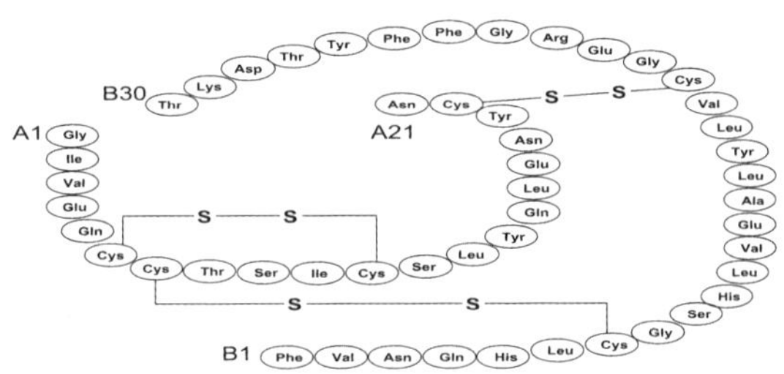

性状：白色の粉末である。
水又はエタノール(95)にほとんど溶けない。0.01mol/L塩酸試液に溶ける。吸湿性である。

図4　インスリン製剤の構造式

ノボラピッド注 添付文書〔2020年5月改訂(第1版)〕より

インスリンデバイスと注射針

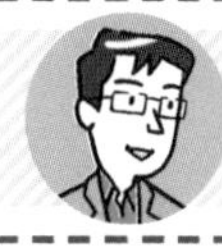

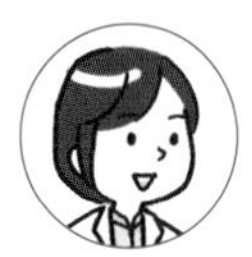

インスリン製剤にはデバイスもいくつかありますよね？
デバイスの違いを教えて下さい。

インスリン製剤の剤形にはプレフィルド製剤（キット製剤），カートリッジ製剤，バイアル製剤があります。

インスリン療法は毎日患者さん自身で自己注射するため，デバイスも改良されています。現在はプレフィルドタイプやカートリッジを交換するタイプのペン型注入器が主流となっていますが，従来のバイアル製剤も使用されています。

プレフィルドタイプのペン型注入器は，インスリン製剤とペン型の注

14. 適用上の注意
 14.1 薬剤投与時の注意
  14.1.1 投与時
   (1)本剤はJIS T 3226-2に準拠したA型専用注射針を用いて使用すること。本剤はA型専用注射針との適合性の確認をペンニードルで行っている。
   (2)本剤とA型専用注射針との装着時に液漏れ等の不具合が認められた場合には、新しい注射針に取り替える等の処置方法を患者に十分指導すること。
   (3)1本の本剤を複数の患者に使用しないこと。

図5　ノボラピッド注添付文書上に記載されている注射針の情報

ノボラピッド注 添付文書〔2020年5月改訂（第1版）〕より

入器が一体となっていて，カートリッジを取り替える手間がかかりません。使用後はペンごと廃棄します。一方，カートリッジタイプの製剤は，インスリンが入ったカートリッジをセットして使用します。カートリッジ内のインスリンがなくなった際には，カートリッジだけ取り替えます。いずれのペンも持ちやすさや注入ボタンの押しやすさ，単位をあわせるダイヤルの見やすさや回しやすさを考えて設計されています。

注入器と同様にインスリン注射用注射針も注射時の苦痛を軽減するように改良されています。使用可能な注射針は添付文書にも記載されていますが，JIS規格のT3226-2に準拠したA型専用注射針を用いることとなっています（**図5**）。つまり，いずれのメーカーのA型専用注射針の表示がある注射針であれば使うことができます。

針の太さの単位はゲージ（G）で表され，数字が大きくなるほど細くなります。インスリン注射では30Gから34Gが使用されており，採血や点滴で使用されている注射針は21Gから23Gですから，かなり細いものが使用されています。また，針の長さは4mmから8mmがあり，患者さんの体型等にあわせたものが選択されています。

まとめ

❶ インスリン製剤は追加分泌を補う製剤，基礎分泌を補う製剤，追加分泌と基礎分泌の両方を補う製剤に大別される。

❷ インスリン製剤には，超速効型，速効型，中間型，持続型，混合型製剤に大別され，患者さんの利便性に合わせた製剤の選択が可能である。

参考文献

1）ノボ ノルディスクファーマ 糖尿病サイト club-dm.jp（https://www.club-dm.jp/）
2）ノボラピッド®注　添付文書

2　吸入液剤，吸入エアゾール剤，吸入粉末剤の違いは？

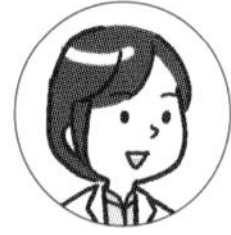

アドエア®の用法・用量を調べるために添付文書を見ていたのですが，ディスカスとエアゾールが一緒になっていて，そもそもこの違いって何なのだろうと思いました。両方とも吸入剤ですよね？

そうです，両方とも吸入剤です。添付文書の「組成・性状」の項は見ましたか？

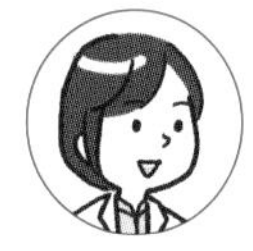

あ，見ていませんでした。

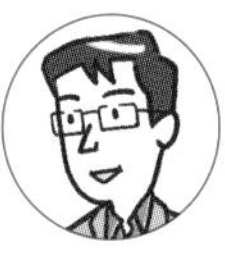

では，「組成・性状」の項を見てみましょうか（**図1**）。

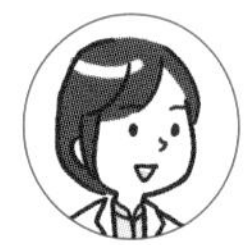

ディスカスは「1ブリスター中」…，エアゾールは「1回噴霧中」…。性状は「吸入粉末剤」と「吸入エアゾール剤」と…え？　吸入粉末剤とエアゾール剤？

そうです。ディスカスとエアゾールでは性状が異なるのです。ではそれらの違いはわかりますか？

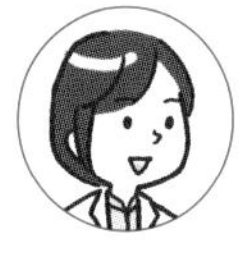

粉末か，液体か…，ですか？

3. 組成・性状

3.1 組成

〈ディスカス〉

販売名	アドエア100ディスカス28吸入用	アドエア100ディスカス60吸入用	アドエア250ディスカス28吸入用	アドエア250ディスカス60吸入用	アドエア500ディスカス28吸入用	アドエア500ディスカス60吸入用
有効成分	1ブリスター中 サルメテロールキシナホ酸塩72.5μg (サルメテロールとして50μg) フルチカゾンプロピオン酸エステル100μg		1ブリスター中 サルメテロールキシナホ酸塩72.5μg (サルメテロールとして50μg) フルチカゾンプロピオン酸エステル250μg		1ブリスター中 サルメテロールキシナホ酸塩72.5μg (サルメテロールとして50μg) フルチカゾンプロピオン酸エステル500μg	
添加剤	乳糖水和物[注)]					

注）夾雑物として乳蛋白を含む。

〈エアゾール〉

販売名	アドエア50エアゾール120吸入用	アドエア125エアゾール120吸入用	アドエア250エアゾール120吸入用
1缶中の質量	12.0g	12.0g	12.0g
有効成分	1回噴霧中 サルメテロールキシナホ酸塩36.3μg (サルメテロールとして25μg) フルチカゾンプロピオン酸エステル50μg	1回噴霧中 サルメテロールキシナホ酸塩36.3μg (サルメテロールとして25μg) フルチカゾンプロピオン酸エステル125μg	1回噴霧中 サルメテロールキシナホ酸塩36.3μg (サルメテロールとして25μg) フルチカゾンプロピオン酸エステル250μg
添加剤	1,1,1,2-テトラフルオロエタン		

3.2 製剤の性状

〈ディスカス〉

販売名	アドエア100ディスカス28吸入用	アドエア100ディスカス60吸入用	アドエア250ディスカス28吸入用	アドエア250ディスカス60吸入用	アドエア500ディスカス28吸入用	アドエア500ディスカス60吸入用
剤形・性状	白色の吸入粉末剤					

〈エアゾール〉

販売名	アドエア50エアゾール120吸入用	アドエア125エアゾール120吸入用	アドエア250エアゾール120吸入用
剤形・性状	用時作動により一定量の薬液が噴霧される吸入エアゾール剤		

図1　アドエアの添付文書の「組成・性状」の項

アドエア® 添付文書〔2020年11月改訂（第2版）〕より

吸入剤には吸入液剤，吸入エアゾール剤，吸入粉末剤があります。その違いについて勉強しましょう。

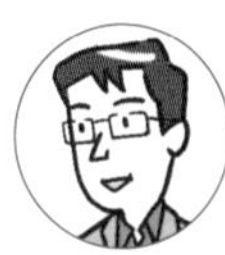

吸入剤の種類と特徴

第18改正日本薬局方　製剤総則では「吸入剤は，有効成分をエアゾールとして吸入し，気管支又は肺に適用する製剤であり，吸入粉末剤，吸入液剤，吸入エアゾール剤がある」と規定されています。それぞれの特徴をみてみましょう（**表1**）。

吸入粉末剤は，有効成分の吸入量が一定となるように調製された固形粒子のエアゾールとして吸入する製剤です。製剤の調製法は，有効成分の粉末を乳糖水和物などの不活性な担体の表面に付着させて二次粒子と呼ばれる別の粒子を形成させ，吸入時に有効成分粒子を担体から分離させるような方法（キャリアー法）が汎用されています。この二次粒子は吸入用デバイスから放出した後，有効成分粒子が肺の到達部位に至るま

表1　吸入剤の種類と特徴

種類	特徴
吸入粉末剤	・カプセル，シートに充填されたものは専用のカセット式吸入器にセットして使用する ・小児や高齢者，喘息発作時の患者には不向き ・吸入後のうがいが必要
吸入液剤	・ネブライザを使用して吸入する ・自発呼吸下で吸入可能なため，小児や高齢者でも吸入しやすい ・携帯には適さず，医療機関や在宅医療で使用されることが多い
吸入エアゾール剤	・使用の際には振とうが必要 ・噴霧と吸入の同調に熟練を要する ・同調が困難な場合は吸入補助器を使用すると良い ・吸入後のうがいが必要

でに良好に分離されなければなりません。粒子の粒子径が大きいと口腔や咽頭への付着量が多くなりますし，小さすぎても呼気から吐き出されてしまいます。一般的に5μm以上の粒子は口腔内への沈着率は高く，0.8μm未満の粒子では呼気として排出されてしまうといわれています[1)]。有効成分を含む粉末は，カプセルやシート，デバイスに充填されます。カプセルやシートに充填された吸入粉末剤を投与する際には，専用のカセット式吸入器にセットして使われます。粉末吸入器は患者さんの呼吸のタイミングに合わせて患者さん自身の呼気を駆動力にして吸入するため，呼気量の十分でない小児や高齢者，喘息発作時などの患者さんには適しません。また，口腔内や咽頭に医薬品が付着する可能性があり，局所的な副作用のリスクとなるので，吸入後のうがいが必要です。

吸入液剤は，有効成分に溶剤や等張化剤，pH調節剤などを加えて溶解または懸濁した製剤で，ネブライザと呼ばれる吸入器に適用する吸入剤です（**図2**）。吸入液剤として気管支拡張薬のメプチン®吸入液やベネトリン®吸入液など，吸入ステロイドのパルミコート®吸入液や抗アレルギー薬のインタール®吸入液などが市販されています。

ネブライザにはジェットネブライザと超音波式ネブライザがあり，ジェットネブライザではコンプレッサーにより空気を薬液にあてて微粒子を発生させてそれを吸入します。一方，超音波式ネブライザは，超音波振動により均一な粒子を作成し，その粒子を吸入します。

ネブライザによる吸入は，マスクなどを用いて自発呼吸下で行えるため，

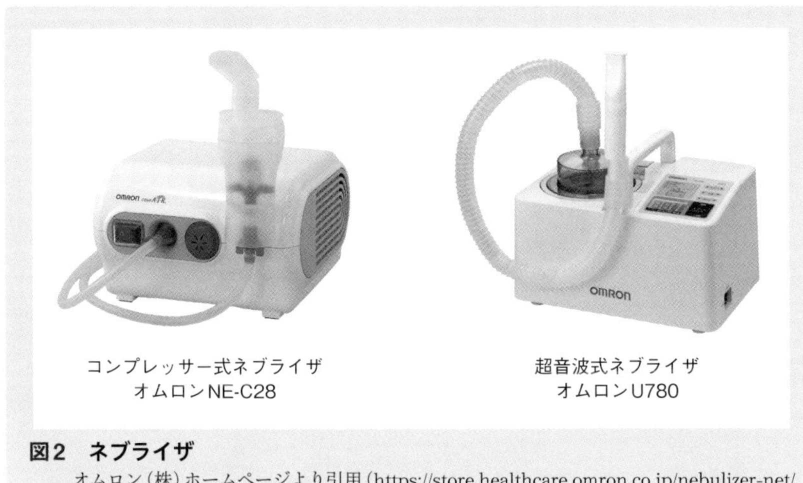

コンプレッサー式ネブライザ
オムロンNE-C28

超音波式ネブライザ
オムロンU780

図2　ネブライザ

オムロン（株）ホームページより引用（https://store.healthcare.omron.co.jp/nebulizer-net/lineup/index.html）

特別な手技を必要とせず，小児や高齢者でも簡単に吸入できます。しかし，携帯には適していないため，医療機関や在宅で使用されています。

吸入エアゾール剤は，容器に充填した噴射剤とともに一定量の有効成分を噴霧する定量噴霧式吸入剤です。有効成分に溶剤，分散剤，安定化剤などを加えて溶液または懸濁液とし，液状の噴射剤とともに耐圧性容器に充填されています。以前は噴射剤にフロンガスを使用していましたが，オゾン層破壊の問題から現在は他の噴射剤へ変更となっています。懸濁化されている製剤は有効成分を均一にするために，使用の際には振とうが必要です。噴射されるエアゾールの粒子径は小さく，肺の深部まで到達しやすいです。一方で，噴射剤によって強制的に有効成分が噴射されるので，噴霧と吸入の同調に熟練が必要です。同調が困難な場合には吸入補助器がありますので，使用すると良いでしょう。また，粉末吸入剤と同様に吸入後は副作用防止のためにうがいをするように指導します。このほかの注意点として，有効成分を使い切っても噴霧できる場合があるので，決められた使用回数を超えた噴霧では十分な効果が得られないことを説明しましょう。吸入口は取り外せますので，時々よく洗い，清潔に保管するように説明しましょう。

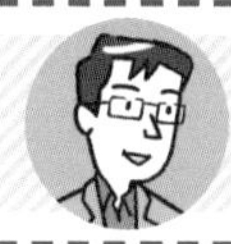

吸入療法

ここまで吸入剤について述べましたが，実際の治療に用いられている吸入療法を見てみましょう。有効成分により，注意することが異なっています。

吸入ステロイドは気管支喘息治療においては第一選択薬で，コントローラーとして必須ですから，症状のないときもきちんと吸入するよう指導が必要ですね。さらに，使用後は口腔内カンジダ症やしわがれ声の予防のために，必ずうがいが必要です。

β_2刺激薬の吸入剤は短時間作用型と長時間作用型の吸入薬があります。経口剤に比べて副作用の発現頻度は少ないものの，同様の副作用は認められていますから，正しい使用法について説明し，過度の使用の危険性について十分に指導を行いましょう。短時間作用型は発作発現時に速やかに効果を表し，発作を鎮めます。一方，長時間作用型は，効果が持続することから毎日正しく吸入することで発作をコントロールできます。

抗コリン薬はβ_2刺激薬と比較して気管支拡張作用は弱いですが，肺

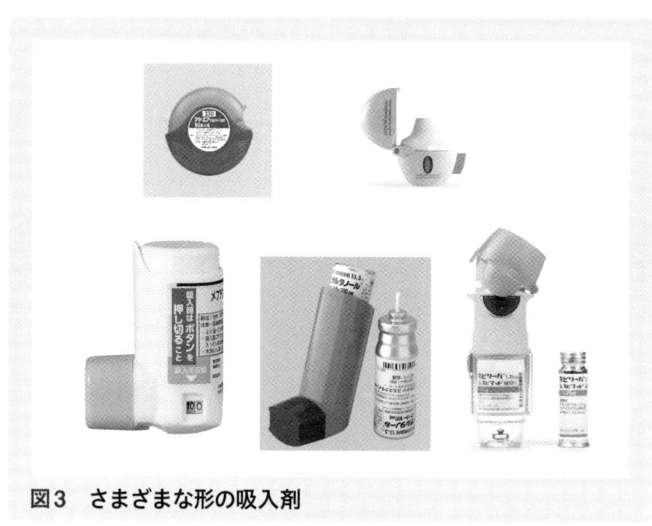

図3　さまざまな形の吸入剤

気腫を合併した高齢者の喘息治療に有効です。しかし緑内障や前立腺肥大症の患者さんには注意が必要です。

抗アレルギー薬は，ケミカルメディエーターの産生・遊離の抑制や拮抗作用を示し発作を予防する薬剤ですから，規則正しく使用することが重要で，発作の際にはほかの治療を必要とします。

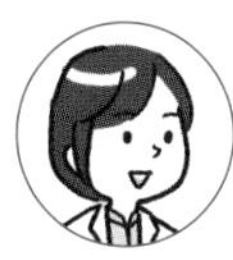

さまざまな吸入剤があるのですね。

そうです。代表的なものをここに示しますが，その形状もさまざまですし，使い方もさまざまです（**図3**）。それぞれ特徴を知って，患者さんの年齢や状態，ライフスタイルに合わせた吸入薬を選択したいですね。

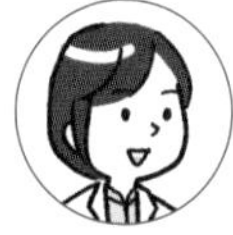

はい。あと2つの有効成分が混ざっている吸入薬がありますよね。一度に吸入できるから便利ですね。

そうですね。気管支喘息や慢性閉塞性肺疾患（COPD）に使用される吸入ステロイドとβ_2刺激薬の合剤や，COPDに使用される抗コリン薬とβ_2刺激薬の合剤があります。一度に吸入できるので大変便利ですが，各薬剤の微調整はできませんので，急性期には向いていないと言えますね。

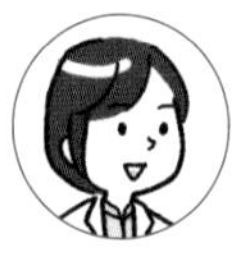

ところで先生，吸入剤って局所作用を期待している製剤ですよね？

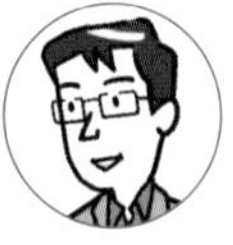

以前はそうでしたが，全身作用も期待できるのですよ。

吸入剤は，局所作用を期待して全身性の副作用を避けるための投与法でした。しかし，経肺投与は初回通過効果を回避できますし，肺にはたくさんの肺胞があるので表面積が大きく，肺胞は表面が非常に薄い扁平上皮細胞で覆われているため吸収性が良いこと，さらに経口投与と比較して，タンパク酵素活性が低いのでペプチド製剤などの吸収に適していると考えられ，全身作用を期待する新しい投与ルートとして期待されています。

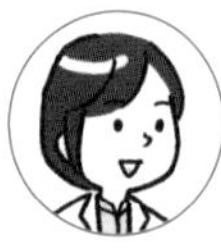

へー，吸入剤って喘息の治療薬って思ってしまうのですが，色々な可能性があるのですね。

そうです。米国で世界初のインスリン粉末吸入製剤EXUBERAが開発され，2006年に市場に登場しましたが，携帯の不便さやインスリンの注射剤と比較して費用対効果が悪く，販売中止になってしまいました。現在はMannKind社のAfrezza®は2014年にFDAに認可，2015年に米国において販売開始され，現在に至っています。現在はインスリンだけでなく，バイオ医薬品の経肺投与型製剤の開発が注目されています。

まとめ

❶ 吸入剤は，有効成分をエアゾールとして吸入し，気管支または肺に適用する製剤であり，吸入粉末剤，吸入液剤，吸入エアゾール剤がある。

❷ 吸入剤は，局所作用だけでなく全身作用を期待する新しい投与ルートとして期待されている。

参考文献

1) American college of chest physicians：Aerosol consensus statement. Consensus Conference on Aerosol Delivery. Chest, 100, 1106-1109, 1991

2) Myrna B. Dolovich, et ai., Consensus Statement：Aerosols and Delivery Devices, Journal of Aerosol Medicine, 13 (3) 291-300, 2000.

3) 広義 製剤学，掛見正郎，戸塚裕一，京都廣川書店，p.229-239，2013.

4) 第13改訂 調剤指針，日本薬剤師編，薬事日報，p.110-111，244-250，2013.

コラム 高齢者，妊婦・産婦・授乳婦等，小児等への投与に適した製剤は？

1．高齢者への投与に適した剤形

高齢者では，処方薬剤数の増加に伴う処方の複雑化や服用管理能力の低下などに伴い服薬アドヒアランスが低下します。服薬アドヒアランスが低下する要因として，服用管理能力低下（認知機能の低下，難聴，視力低下，手指の機能障害，日常生活動作（ADL）の低下），多剤服用，処方の複雑さ，嚥下機能障害，うつ状態，主観的健康感が悪いこと，医療リテラシーが低いこと，自己判断による服薬の中止，独居，生活環境の悪化などが挙げられる。そのため，剤形や服薬支援の工夫により服薬アドヒアランスの向上が求められています（**表1**）。

表1　高齢者のアドヒアランスをよくするための工夫例

服薬数を少なくする	・力価の弱い薬剤を複数使用している場合は，力価の強い薬剤にまとめる ・配合剤の使用 ・対症療法的に使用する薬剤は極力頓用で使用する ・特に慎重な投与を要する薬物のリストの活用
剤形の選択	・患者の日常生活動作（ADL）の低下に適した剤形を選択する ・口腔内崩壊錠，経口フィルム剤，経口ゼリー剤，貼付剤などを選択
服用法の簡便化	・作用時間の短い薬剤よりも長時間作用型の薬剤で服用回数を減らす（1日3回服用から2回あるいは1回への切り替え） ・不均等投与を極力避ける ・食前・食後・食間などの服用方法をできるだけまとめる（食前，食直後，食後30分などの服用方法の混在を避ける）
調剤の工夫	・一包化 ・服薬セットケースや服薬カレンダーなどの使用 ・剤形選択の活用（貼付剤など） ・患者に適した調剤方法（分包紙にマークをつける，日付をつけるなど） ・嚥下障害患者に対する剤形変更や服用方法（簡易懸濁法，服薬補助ゼリー等）の提案
介護者が管理しやすい服用方法	・本人管理が難しい場合は家族などの管理しやすい時間に服薬をあわせる ・ヘルパーが来る昼に服用をまとめる
処方・調剤の一元管理	・処方・調剤の一元管理を目指す（お薬手帳等の活用を含む）
適切な服薬指導	・寝たままでなく身体を起こして服薬 ・十分な水（コップ半分以上の水）で飲む ・服薬後はすぐに横にならずに5～10分程度は起きたままの姿勢でいる

2. 妊婦，産婦，授乳婦等への投与に適した剤形

妊婦・授乳婦の薬物療法においては，母親から胎児や授乳児への薬物移行性が問題になります。医薬品の治験では倫理的な観点から，妊婦・授乳婦は除外対象となっており，承認された医薬品のヒト胎児や乳児への毒性に関する情報は十分ではありません。そのため，添付文書上では，動物実験の結果を根拠に，「妊婦または妊娠している可能性のある婦人への投与は禁忌」「治療上の有益性が危険性を上回ると判断される場合にのみ投与すること」（いわゆる有益性投与），または「授乳婦に投与する場合には授乳を中止させること」とされている薬剤が多いです。

添付文書では「薬剤投与中は授乳中止」，「授乳を避けさせる」が7割を占めます。

一般に，薬物療法は投与される医薬品の投与経路と剤形によって臨床効果が大きく左右されます。すなわち，同じ薬物でも投与経路により血中濃度は変化し，一般に，静脈内投与＞皮下投与＞筋肉内投与＞経肺投与＞経口投与＞経皮投与の順となります（**表2**）。また，同じ投与経路でも，血中濃度は注射剤の場合，溶液＞乳剤＞懸濁剤，その他の剤形では速放性製剤＞徐放性製剤の順になります（**表2**）。

一般に血液乳関門における薬物の移行については，拡散理論およびpH分解仮説が成り立つため，母体の血中濃度が高いほど胎盤や乳腺上皮細胞を通過する薬物量は多くなるため，母体の血中濃度が高くならないような考慮が必要です。ただし，母乳のpHは6.8で，血漿のpH 7.4よりやや低く，弱塩基性薬物は母乳に移行しやすいです。さらに，母乳への移行状況の指標として，M/P比（**表3**）があり，理論的にはM/P比が1を超える薬物は，血漿中濃度より母乳中濃度が高いことになるが，投与方法，濃度測定時間，授乳回数，哺乳量，母乳の組成などに影響をうけるため注意が必要です。また他の指標として，母

表2　母体から胎児および乳児への薬物移行と投与経路・剤形との関係

	薬物の移行性
投与経路	静脈内投与＞皮下投与＞筋肉内投与＞経肺投与＞経口投与＞経皮投与
剤　形	注射剤：溶液＞乳剤＞懸濁剤，その他の剤形：速放出型＞徐放型

表3　M/P比，RID，EI

M/P比＝母乳中濃度／母体血漿中濃度
RID（%）＝（乳児摂取量（mg/kg/day）／母体摂取量（mg/kg/day））×100
EI（%）＝（母乳摂取量（mL/kg/min）×M/P比）／乳児のクリアランス（mL/kg/min））×100

表4　小児に適した剤形と服薬補助

方　法	剤形など
剤　形	口腔内崩壊錠，ミニタブレット，ドライシロップ，シロップ，超微粒カプセル製剤，ゲル剤，経口フィルム剤，グミ剤
服薬補助	オブラート，ゼリー，チョコレートアイス，

親の薬物投与量に対する乳児の摂取量の割合を示す「乳児相対摂取量」(Relative Infant Dose；RID)がある(**表3**)が，RIDが10%以下であれば，多くの薬物では授乳しても問題ないとされ，こうした知識の普及・浸透が望まれています。さらに，薬物の乳汁移行率に乳児の代謝・排泄を併せて考慮した指標であるEI (exposure index) は通常10%以下であれば安全とされています(**表3**)。

なお，妊婦，産婦，授乳婦等への投与に関しては，日本産科婦人科学会が発行した産婦人科診療ガイドラインの産科編ならびに婦人科外来編の最新版を参考にするとよいでしょう。

3. 小児に適した製剤

小児の薬物療法は，①小児適応の薬剤が少ない，②小児用製剤が少ないのが特徴的です。そのため，医薬品の適応外使用や薬剤師による剤形変更等が行われています。また，小児は日を追って体表面積，体重，薬物動態が変化するため，薬剤も自由に用量調節できる剤形が必要です。また，できる限り小児の年齢や小児への侵襲や抵抗性の少ない剤形が好ましいです。小児が服薬を拒む理由として，薬剤の味・臭い・テクスチャーが嫌い，誤った配合による苦味増加，病気の症状(嘔吐や咳など)により服用困難などが挙げられます。そのような小児に服薬してもらえる製剤の開発が必要であり，それにより小児のアドヒアランスの向上，服用に際しての家族や医療従事者の負担軽減が図られています。現在，小児用の剤形としては，口腔内崩壊錠，ミニタブレット，ドライシロップ，シロップ，超微粒カプセル製剤，ゲル剤，経口フィルム剤，グミ剤などが利用されています(**表4**)。また，服薬補助として，オブラートや服薬補助ゼリー，チョコレートアイスなどとの配合が行われています(**表4**)。さらに安全性の観点では，小児の誤飲防止包装 CRSF (Child Resistant & Senior Friendly packaging) などが開発されています。

参考資料

1. 高齢者の医薬品適正使用の指針　総論編，厚生労働省(2018).
2. 妊婦・授乳婦×くすりのベネフィット・リスク，調剤と情報，23(6)，2017.
3. 小児に適した剤形の必要性と小児用製剤の開発，石川洋一，Organ Biology，25(1)，51-58，(2018).

3 吸入粉末剤のデバイスって いろいろあるけど，違いは？

吸入剤について勉強しましたが，吸入剤のデバイスについても見てみましょうか。

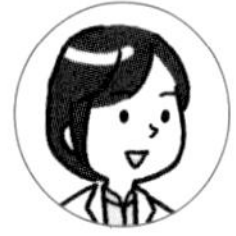

はい，形もいろいろあって，しかも使い方も違うから，なかなか使い方を習得できなくて。

そうですね。特に吸入粉末剤はさまざまな形状のデバイスがありますよね。それぞれの特徴を理解して患者さんにきちんと指導できるようにしましょう。

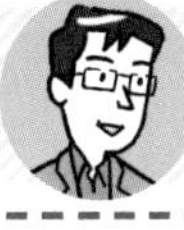

粉末吸入器

粉末吸入器（Dry Powder Inhaler：DPI）は粉末吸入製剤を吸入する際に必要なデバイスです。現在，さまざまなDPIが使われています（**図1，表1**）。DPIは呼気と同期させる必要はないため，吸入が簡単にできます。カプセルやブリスターと呼ばれる薬剤を充填したシートに1回分が入っているものをデバイスにセットするものや，薬剤とデバイスが一体化しているもの，また吸入回数カウンターが付いているものもあり，残量の把握がしやすいこともメリットです。患者さんにあったデバイスを選択することができます。

ハンディヘラー®と呼ばれる吸入ごとにカプセルを充填するDPIはスピリーバ®（臭化チオトロピウム水和物）に用いられていて，慢性閉塞性肺疾患（COPD）の治療に使われています。ハンディヘラー®は薬剤が充填されたカプセルをカプセル装着部にセットし，使用します。装置はとても簡単な作りで洗浄もしやすく，清潔に保ちやすい反面，カプセルを吸入ごとに装填しなければいけません。スピリーバ®の主薬である臭化チオトロピウム水和物は長時間持続型の選択的ムスカリン受容体拮抗薬です。スピリーバ®は1日1回投与の製剤ですが，これは主薬自身の性質によるもので，製剤的工夫がなされた製剤ではありません。

ディスクヘラー®と呼ばれるDPIはブリスターと呼ばれる薬剤が充填されたシートを装着して用いるデバイスです。フルタイド®（フルチカゾンプロピオン酸エステル）などに使用されています。ディスクヘラー®は，ブリスターを装着後，本体を90°持ち上げてブリスターに穴を開けてから使用します。吸入後，ブリスター・トレイを引き出すと90°回転し，次の吸入の準備ができます。

ディスカス®はブリスターが内蔵されているDPIで，丸い形状をしているのが特徴です。レバーを押すと内蔵されているブリスターが1回分動き吸入できますので，比較的簡単に使えます。フルタイド®（フルチカゾンプロピオン酸エステル）などに使用されています。

エリプタ®は薬剤が内蔵されており，カバーを開けるだけで定量の薬剤がセットされる非常にシンプルな構造のDPIです。その簡便な操作方法から，幅広い年齢層の患者さんに使用できます。効率的に有効成分を吸入できるように空気の流れを考えて設計されています。レルベア®(フルチカゾンフランカルボン酸エステル・ビランテロール配合)，などに使用されています。

タービュヘイラー®は薬剤が内蔵されており，1吸入ごとにグリップを回転すると有効成分が回転用量ディスクに充填され，吸入口まで回ってきた薬を呼気で吸い上げる構造になっています。操作はとても簡単です。シムビコート®（ブデソニド・ホルモテロールフマル酸塩配合），パルミコート®（ブデソニド）などに使われています。同様の構造のDPIにツイストヘイラー®があります。

スイングヘラー®はクイックヘラー®の改良品として開発されました。スイングヘラー®は薬剤が内蔵されているDPIです。操作は簡単で，ボタンを押すと1回量が吸入できます。吸入可能数カウンターがあり，残薬の吸入数が確認できます。メプチン®（プロカテロール塩酸塩水和物）で使用されています。操作はとても簡単で，幅広い年齢層の患者さんに使用できます。携帯に便利なように小型化されています。

ツインキャップス®はイナビル®（ラニナミビルオクタン酸エステル水和物）に使用されている非常に小型のデバイスです。薬剤が2つのコンパートメントに内蔵されていて，薬剤トレー部分をずらすことで，それぞれを吸入することができるので，操作も非常に簡単です。効率的に有効成分を吸入できるように空気の流れを考えて設計されています。

ブリーズヘラー®はカプセルを充填部に挿入し吸入するタイプのDPIです。充填したカプセルの両側に穴をあけ，カプセル内を通過する吸気に乗って薬剤がカプセル外に放出されるのが特徴です。空気口から吸いあげられた空気によりカプセルの周りに気流が起こることでカプセルが持ち上がって横向きに回転する仕組みのため，全体に吸気への抵抗が少ない構造になっています。吸入したときにカプセルが回転する「カラカラ」という音が聞こえますので，患者さん自身で吸入ができているか否かが確認できます。オンブレス®（インダカテロールマレイン酸），シーブリ®（グリコピロニウム臭化物），ウルティブロ®（グリコピロニウム臭化物・インダカテロールマレイン酸配合）に使用されます。

ジェヌエア®はデバイスに薬剤が内蔵されているタイプのDPIです。操作は非常に簡単で，薬剤が充填され吸入の準備ができるとデバイスに表示されている信号が赤から緑にかわります。吸入がきちんとできているとカチッと音が聞こえ，信号が赤にかわります。患者さんは音と信号の色で吸入できたか否かを確認することができます。エクリラ®（アクリジニウム臭化物）に使用されます。

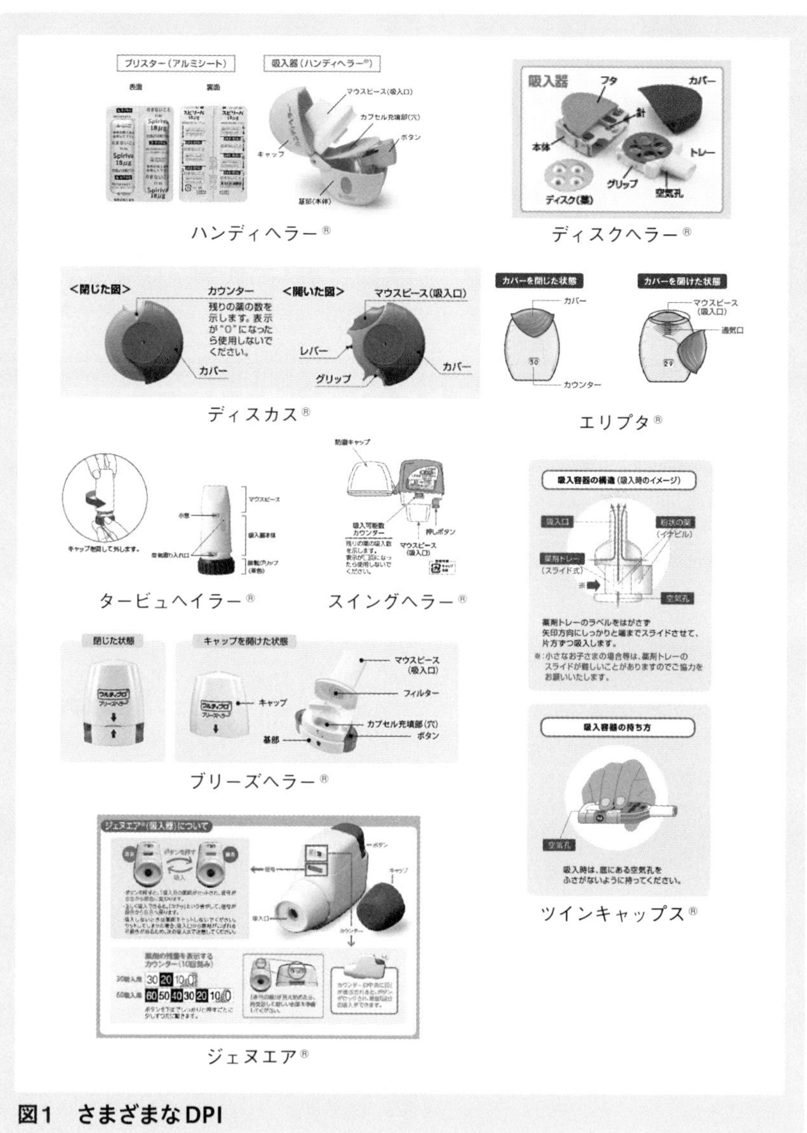
ブリスター（アルミシート）
表面
裏面
吸入器（ハンディヘラー®）
マウスピース（吸入口）
カプセル充填部(穴)
ボタン
キャップ
基部(本体)
ハンディヘラー®
吸入器
フタ
カバー
針
本体
トレー
グリップ
空気孔
ディスク(薬)
ディスクヘラー®
<閉じた図>
カウンター
残りの薬の数を示します。表示が"0"になったら使用しないでください。
カバー
<開いた図>
マウスピース(吸入口)
レバー
グリップ
カバー
ディスカス®
カバーを閉じた状態
カバー
カウンター
カバーを開けた状態
マウスピース（吸入口）
通気口
エリプタ®
キャップを回して外します。
マウスピース
吸入器本体
回転グリップ
タービュヘイラー®
防塵キャップ
吸入可能数カウンター
押しボタン
マウスピース（吸入口）
スイングヘラー®
吸入容器の構造（吸入時のイメージ）
吸入口
粉状の薬（イナビル）
薬剤トレー（スライド式）
空気孔
薬剤トレーのラベルをはがさず矢印方向にしっかりと端までスライドさせて、片方ずつ吸入します。
※：小さなお子さまの場合等は、薬剤トレーのスライドが難しいことがありますのでご協力をお願いいたします。
吸入容器の持ち方
空気孔
吸入時は、底にある空気孔をふさがないように持ってください。
ツインキャップス®
閉じた状態
キャップを開けた状態
マウスピース（吸入口）
フィルター
キャップ
カプセル充填部(穴)
ボタン
基部
ブリーズヘラー®
ジェヌエア®（吸入器）について
ジェヌエア®

図1　さまざまなDPI

表1　粉末吸入器と使用されている有効成分

粉末吸入器	使用されている有効成分
ハンディヘラー®	スピリーバ®（チオトロピウム臭化物水和物）
ディスクヘラー®	フルタイド®（フルチカゾンプロピオン酸エステル），リレンザ®（ザナミビル水和物），セレベント®（サルメテロールキシナホ酸塩）など
ディスカス®	フルタイド®（フルチカゾンプロピオン酸エステル），アドエア®（サルメテロールキシナホ酸塩・フルチカゾンプロピオン酸エステル）
エリプタ®	レルベア®（フルチカゾンフランカルボン酸エステル・ビランテールトリフェニル酢酸塩），アニュイティ®（フルチカゾンフランカルボン酸エステル），アノーロ®（ウメクリジニウム臭化物・ビランテロールトリフェニル酢酸塩），エンクラッセ®（ウメクリジニウム臭化物）
タービュヘイラー®	シムビコート®（ブデソニド・ホルモテロールフマル酸水和物），パルミコート®（ブデソニド）など
ツイストヘイラー®	アズマネックス®（モメタゾンフランカルボン酸エステル）
スイングヘラー®	メプチン®（プロカテロール塩酸塩水和物）
ツインキャップス®	イナビル®（ラニナビルオクタン酸エステル水和物）
ブリーズヘラー®	オンブレス®（インデカテロールマレイン酸塩），シーブリ®（グリコピロニウム臭化物），ウルティブロ®（グリコピロニウム臭化物・インダカテロールマレイン酸塩）
ジェヌエア®	エクリラ®（アクリジニウム臭化物）

デバイスの使い方は添付文書に書かれているものもあるのは知っていますか？

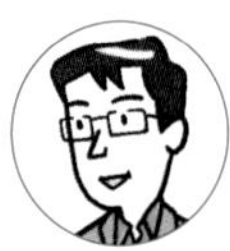

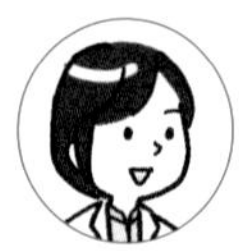

添付文書をほとんど見ていませんでした。

スピリーバ®吸入用カプセル18μgの添付文書を見てみましょう（**図2**）。まず，「組成・性状」の項で「内容物：白色の粉末」と記載されていますので，粉末吸入剤ということはわかりますね。そして，「適用上の注意」の項を見ると，使用方法が細かく記載されています。

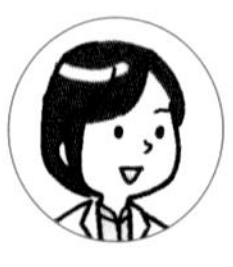

本当だ！　まさか使い方が添付文書に記載されているとは思っていませんでした。

【組成・性状】

販　売　名	スピリーバ吸入用カプセル18μg
成分・含量	1カプセル中 チオトロピウム　18μg(チオトロピウム臭化物水和物として22.5μg)
添　加　物	乳糖水和物[注)]
剤　　　形	明るい緑色の不透明の硬カプセル剤
内　容　物	白色の粉末
外　　　形	3号　TI 01
長　　　さ	約16mm
直　　　径	約6mm
重　　　さ	約0.054g
識別コード	TI 01

注）夾雑物として乳蛋白を含む

8．適用上の注意

投与法：本剤は必ず専用の吸入用器具(ハンディヘラー®)を用いて吸入させること。内服しても効果はみられない。本剤を処方する医師は以下の内容について正しく理解した上で、本剤を患者に交付する際には、正しい使用方法を必ず交付前に説明すること。

［使用方法］

本剤は吸入用カプセルであり、必ず専用の吸入用器具(ハンディヘラー®)を用いて吸入させること。内服しないよう患者に十分注意を与えること。

次の順序で使用する。

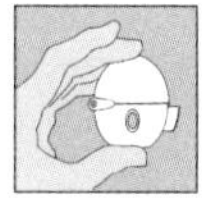

ハンディヘラー®の各部の名称

①キャップ

②マウスピース(吸入口)

③基部(本体)

④ボタン

⑤カプセル充填部(穴)

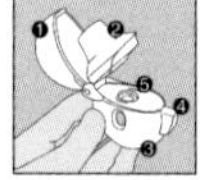

1)キャップを完全に開け、内部にあるマウスピースを開ける。(キャップが開きにくい場合はボタンを押す)

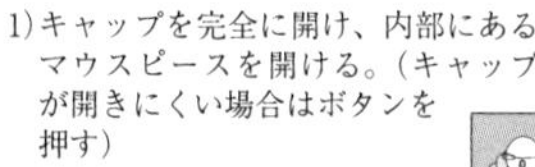

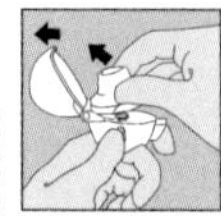

2)吸入の直前に1カプセルだけブリスターから取り出し、図のようにカプ

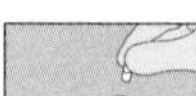

図2　添付文書に示されるDPIの使い方

スピリーバ®吸入用カプセル18μg　添付文書〔2014年11月改訂(第10版)〕

スピリーバ®吸入用カプセル18μgのように添付文書にデバイスとその使い方が記載されているものもありますから，使い方を知りたいときは，まず，添付文書を見てみるのもいいですね。あとはデバイスと薬剤が一体型かそうでないかは添付文書の「組成・性状」や「適用上の注意」を見れば「専用の吸入用具を用いて吸入」と記載があるので，判断できますね。

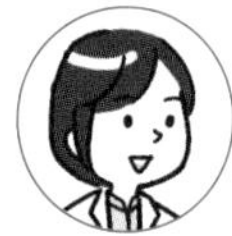

はい，これからは添付文書も見てみます。様々なデバイスが開発されているのがわかりました。いずれも患者さんの呼吸のタイミングに合わせて患者さん自身の呼気で吸入できるのですね。でも，患者さんによって呼気量が違うと思うのですが…。

そうです，よく気付きましたね。それぞれのデバイスには薬物放出に必要な呼気流速があります（**表2**）。それぞれを理解して，患者さんに適したデバイスを選択したいですね。

表2　吸入器からの薬剤放出に必要な呼気流速

吸入デバイス	薬物放出に必要な呼気流速（L/mim）
ハンディヘラー®	>20
スイングヘラー®	
ツインキャップス®	
ディスカス®	>30
エルプタ®	
タービュヘイラー®	
ツイストヘラー®	
ジェヌエア®	>45
ブリーズヘラー®	>50
ディスクヘラー®	>60

〔平 大樹，角本 幹夫，岡野 友信，寺田 智祐，効果的なエアロゾル吸入療法を実現するための吸入支援．日本耳鼻咽喉科感染症・エアロゾル学会誌7（2），51-54，2019一部改変〕

まとめ

1. 粉末吸入器（Dry Powder Inhaler：DPI）は呼気と同期させる必要はないため，吸入が簡単にできる。
2. DPIはカプセルやブリスターと呼ばれる薬剤を充填したシートに1回分が入っているものをデバイスにセットするものや，薬剤とデバイスが一体化しているもの，また吸入回数カウンターが付いているものもあり，患者さんにあったデバイスを選択することができる。
3. 添付文書では「適用上の注意」の項を見れば，デバイスと薬剤が一体型かそうでないかを判断することができる。
4. それぞれのデバイスには薬物放出に必要な呼気流速がある。

参考文献

1) 広義 製剤学，掛見正郎，戸塚裕一，京都廣川書店，p.244-248，2013.
2) 第13改訂 調剤指針，日本薬剤師編，薬事日報，p.110-111，261-262，2013.
平 大樹，角本 幹夫，岡野 友信，寺田 智祐，効果的なエアロソル吸入療法を実現するための吸入支援．日耳鼻感染症エアロゾル会誌 7（2），51-54，2019.
3) グラクソ・スミスクライン（株）ホームページ（https://gskpro.com/ja-jp/products-info/ellipta/instruction/）
4) 大塚製薬（株）ホームページ（https://www.otsuka-elibrary.jp/product/di/ms1/index.html）
5) 第一三共（株）ホームページ（https://www.influ-news.info/s/inhalation/usage.html）
6) ノバルティスファーマ（株）ホームページ（https://drs-net.novartis.co.jp/dr/products/product/onbrez/breez/01/）
7) 杏林製薬（株）ホームページ（https://www.kyorin-medicalbridge.jp/product/ek/）
8) ベーリンガーインゲルハイム（株）ホームページ（https://www.boehringerplus.jp/product-pages/spiriva）

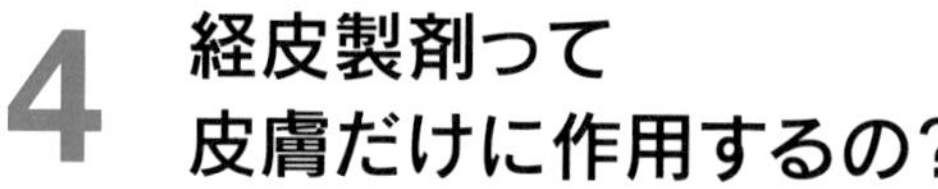

4 経皮製剤って皮膚だけに作用するの？

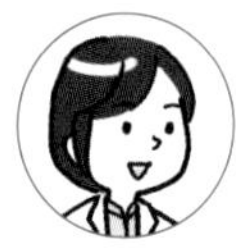

皮膚に貼付する製剤ってテープ剤とかパップ剤とかありますよね？　その違いを患者さんから聞かれてうまく答えられませんでした。

そうですね。貼付剤は皮膚に貼付する製剤のことですね。ではテープ剤とパップ剤の違いってわかりますか？

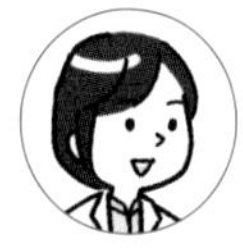

えーっと，厚みが薄いか厚いかとか…？

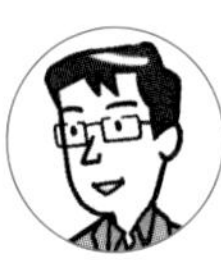

うーん，そうなんですけどね（苦笑）。製法が違うのですよ。詳しく見てみましょう。

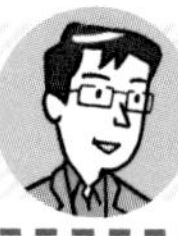

テープ剤とパップ剤の違い

貼付剤は皮膚に貼付する製剤の総称で，テープ剤とパップ剤があります。製品名に「テープ」や「パップ」というように明記されていますが，その製剤的な違いは添付文書の「組成・性状」に記載されています。

テープ剤はニットのような伸縮性のある布やプラスチック製のフィルムに，有効成分や粘着剤，香料などの添加剤を展延または封入して成形されています。

一方，パップ剤は消炎鎮痛剤などの貼付剤に古くから用いられており，不織布などの支持体に有効成分と水を含む軟膏を展延し成形しています。パップ剤の特徴として，含有する水分の気化熱により貼付時に冷たく感じることがあります。

テープ剤は粘着剤を使用しているので，粘着力が強いと皮膚への密着力が強く剥離の際に皮膚が剥がれたり，また粘着成分によりかぶれたりすることがあります。

モーラステープとモーラスパップの添付文書の「組成・形状」を見ると，その性状の違いがわかります（**図1**）。

【組成・性状】

1. 組成

膏体1g中に日局ケトプロフェン20mgを含有する。
添加物として、ℓ-メントール、ジブチルヒドロキシトルエン、水素添加ロジングリセリンエステル、スチレン・イソプレン・スチレンブロック共重合体、4-tert-ブチル-4'-メトキシジベンゾイルメタン、ポリイソブチレン、流動パラフィン、その他5成分を含有する。

2. 製剤の性状

本品は膏体を淡褐色～褐色の基布に塗布し、膏体面をライナーで被覆した貼付剤である。本品からライナーを除き、直ちに観察するとき、膏体面は淡褐色～褐色半透明で特異な芳香がある。

モーラステープ20mg 添付文書
〔2021年2月改訂（第20版）〕

【組成・性状】

1. 組成

膏体質量10g（1枚）中に日局ケトプロフェン30mgを含有する。
添加物として、ℓ-メントール、オキシベンゾン、クロタミトン、合成ケイ酸アルミニウム、香料、酸化チタン、ゼラチン、濃グリセリン、ポリアクリル酸部分中和物、ポリビニルアルコール（部分けん化物）、その他3成分を含有する。

2. 製剤の性状

本品は、支持体上に膏体を成形し、その膏体表面をライナーで被覆したパップ剤である。本品からライナーを除き、白紙上に置き、直ちに観察するとき、膏体面は白色～淡黄白色で、特異な芳香がある。

モーラスパップ30mg 添付文書
〔2021年2月改訂（第14版）〕

図1　モーラステープとモーラスパップの「組成・性状」比較

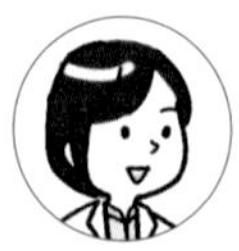

貼付剤には全身作用が期待できる製剤がありますよね？

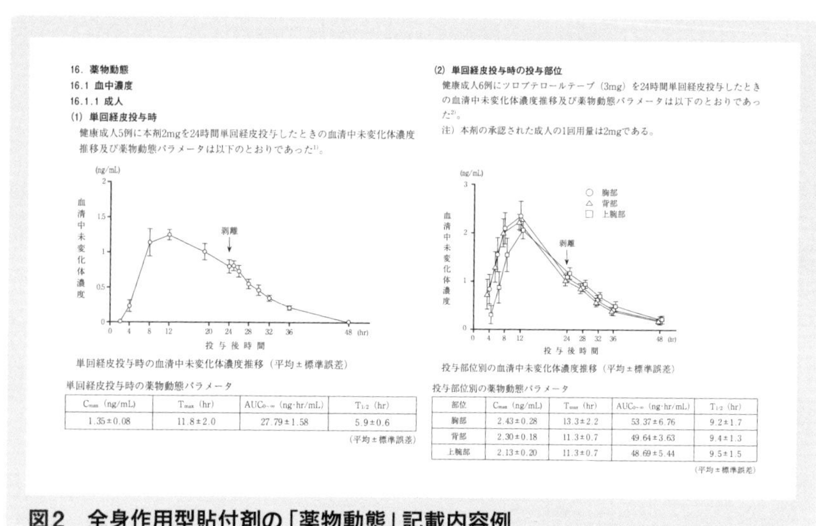

16. 薬物動態

16.1 血中濃度

16.1.1 成人

(1) 単回経皮投与時

健康成人5例に本剤2mgを24時間単回経皮投与したときの血清中未変化体濃度推移及び薬物動態パラメータは以下のとおりであった[1]。

単回経皮投与時の血清中未変化体濃度推移（平均±標準誤差）

単回経皮投与時の薬物動態パラメータ

C_{max} (ng/mL)	T_{max} (hr)	$AUC_{0-\infty}$ (ng·hr/mL)	$T_{1/2}$ (hr)
1.35±0.08	11.8±2.0	27.79±1.58	5.9±0.6

（平均±標準誤差）

(2) 単回経皮投与時の投与部位

健康成人6例にツロブテロールテープ（3mg）を24時間単回経皮投与したときの血清中未変化体濃度推移及び薬物動態パラメータは以下のとおりであった[2]。

注）本剤の承認された成人の1回用量は2mgである。

投与部位別の血清中未変化体濃度推移（平均±標準誤差）

投与部位別の薬物動態パラメータ

部位	C_{max} (ng/mL)	T_{max} (hr)	$AUC_{0-\infty}$ (ng·hr/mL)	$T_{1/2}$ (hr)
胸部	2.43±0.28	13.3±2.2	53.37±6.76	9.2±1.7
背部	2.30±0.18	11.3±0.7	49.64±3.63	9.4±1.3
上腕部	2.13±0.20	11.3±0.7	48.69±5.44	9.5±1.5

（平均±標準誤差）

図2　全身作用型貼付剤の「薬物動態」記載内容例

ホクナリンテープ 添付文書〔2020年5月改訂（第1版）〕

一般に貼付剤は皮膚に貼付することで有効成分を標的器官に送達する製剤です。「局所作用型貼付剤」と「全身作用型貼付剤」があります。これは添付文書の「薬物動態」の項を見るとよくわかりますね。全身作用型貼付剤の場合には体内での血中濃度推移が記載されています（**図2**）。

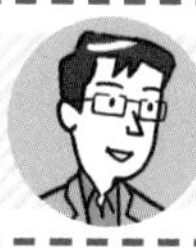

局所作用型貼付剤と全身作用型貼付剤の違い

「局所作用型貼付剤」は，皮膚から組織中に薬物が移行し貼付部位周辺で効果を発揮します。消炎鎮痛薬や局所麻酔薬がこれにあたります。直接患部での効果が期待できますし，全身性の副作用が起こりにくいです。

一方，「全身作用型貼付剤」は薬物を皮膚組織から血中に移行させ効果を発揮します。Transdermal Drug Delivery System（TDDS）と呼ばれ，経皮吸収型製剤として分類されます。最近は気管支拡張剤，狭心症治療剤，アルツハイマー型認知症治療剤，禁煙補助薬などさまざまな薬効を有する製剤が開発されています。内服薬とは異なり，剥がすことで投与を中断することが可能です。また貼付しているか否かで投与の有無が確認できることから薬剤管理がしやすく，特に薬剤管理が家族や介護者の負担になる認知症の患者さん等で有用な剤形の1つです。また薬物が徐々に放出し吸収されることで，作用時間が長く副作用が軽減されるメリットもあります。

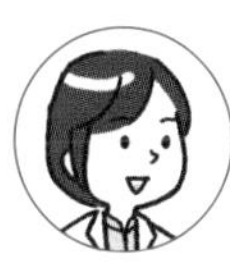

「全身作用型貼付剤」の吸収経路っていくつかありましたよね？

そうです，大きく分けて2つあります。角質実質経路と呼ばれる細胞または細胞間を介して吸収される場合と，皮膚付属器官経路と呼ばれる毛嚢や汗腺，皮脂腺を介した経路があります。

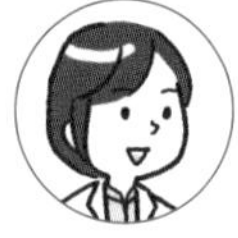

たしか分子量でも経皮吸収ができる・できないがあったと思うのですが…。

一般的に分子量が500Da以上の分子やイオン性物質等では角質実質経路で透過できないといわれています。

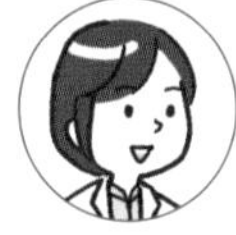

大学で勉強したのに忘れていましたが，だんだん思い出してきました。経皮吸収製剤にはリザーバー型とかマトリックス型とかありましたよね？

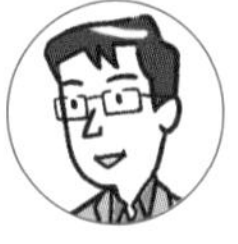

その通りです。よく思い出しましたね。

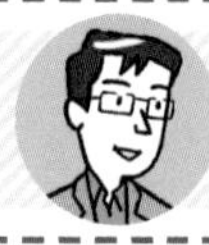さまざまなTDDS製剤

経皮吸収型製剤はさまざまな製剤的工夫がなされています。それらの情報は添付文書の「組成・性状」の項からも得られます。

膜透過制御型は「リザーバー型」とも呼ばれ，薬物貯留層（リザーバー）部分を持ち，放出制御膜を用いて一定の速度で薬物を放出します。代表的な製剤にニトログリセリン製剤のニトロダーム®TTS®があります（**図3**）。

また，マトリックスで制御されている製剤もあります。これはリザーバー型のように放出制御膜を持たず，薬物のマトリックス中の拡散速度によって放出が制御されています。高分子マトリックス中に薬物貯蔵させた「マトリックス型」（**図3**）と粘着層に薬物を含有させた「薬物含有テープ型」（**図3**）があります。マトリックス型製剤の代表的なものにニコチネルTTS®があります。薬物貯蔵層内の薬物が放出されると，マトリックス中を拡散します。その後，放出される構造になっています。リザーバー型と構造は似ていますが，放出制御をする膜はなく，マトリックスにより放出制御されています。薬物含有テープ型製剤はさまざまな薬物に応用されていて，硝酸イソソルビド製剤のフランドル®テープ，ニトログロセリン製剤のミリス®テープ，ツロブテロール塩酸塩製剤のホクナリン®テープ，リドカイン塩酸塩製剤のペンレス®テープなどがあります。

ところで，全身作用型貼付剤の貼る場所って，覚えていますか？

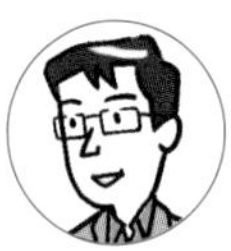

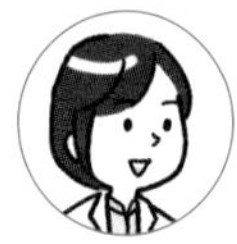

はい，覚えています。基本的にどこに貼っても効果は同じです。

そうです。よく覚えていましたね。

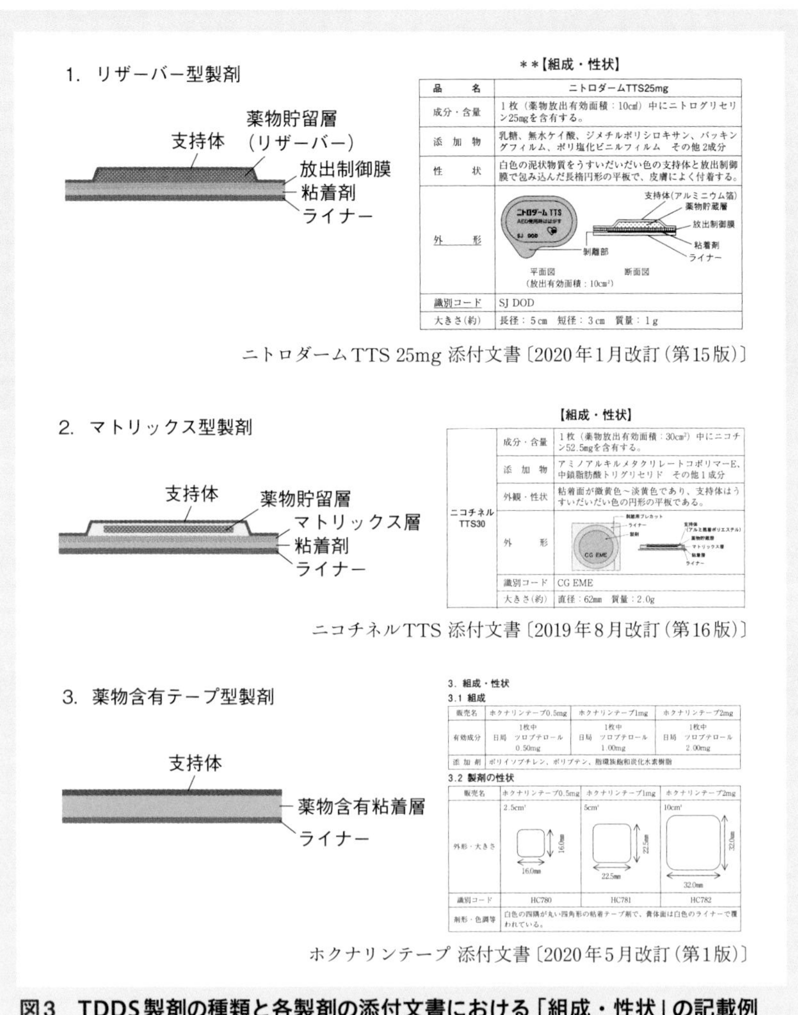

＊＊【組成・性状】

品　　名	ニトロダームTTS25mg
成分・含量	1枚（薬物放出有効面積：10㎠）中にニトログリセリン25mgを含有する。
添　加　物	乳糖、無水ケイ酸、ジメチルポリシロキサン、パッキングフィルム、ポリ塩化ビニルフィルム　その他2成分
性　　状	白色の泥状物質をうすいだいだい色の支持体と放出制御膜で包み込んだ長楕円形の平板で、皮膚によく付着する。
外　　形	支持体(アルミニウム箔) 薬物貯蔵層 放出制御膜 粘着剤 ライナー 剥離部 平面図　断面図 （放出有効面積：10cm²）
識別コード	SJ DOD
大きさ(約)	長径：5cm　短径：3cm　質量：1g

ニトロダームTTS 25mg 添付文書〔2020年1月改訂（第15版）〕

【組成・性状】

ニコチネル TTS30	成分・含量	1枚（薬物放出有効面積：30cm²）中にニコチン52.5mgを含有する。
	添　加　物	アミノアルキルメタクリレートコポリマーE、中鎖脂肪酸トリグリセリド　その他1成分
	外観・性状	粘着面が微黄色～淡黄色であり、支持体はうすいだいだい色の円形の平板である。
	外　　形	CG EME
	識別コード	CG EME
	大きさ(約)	直径：62mm　質量：2.0g

ニコチネルTTS 添付文書〔2019年8月改訂（第16版）〕

3．組成・性状

3.1 組成

販売名	ホクナリンテープ0.5mg	ホクナリンテープ1mg	ホクナリンテープ2mg
有効成分	1枚中 日局　ツロブテロール 0.50mg	1枚中 日局　ツロブテロール 1.00mg	1枚中 日局　ツロブテロール 2.00mg
添加剤	ポリイソブチレン、ポリブテン、脂環族飽和炭化水素樹脂		

3.2 製剤の性状

販売名	ホクナリンテープ0.5mg	ホクナリンテープ1mg	ホクナリンテープ2mg
外形・大きさ	2.5cm² 16.0mm × 16.0mm	5cm² 22.5mm × 22.5mm	10cm² 32.0mm × 32.0mm
識別コード	HC780	HC781	HC782
剤形・色調等	白色の四隅が丸い四角形の粘着テープ剤で、膏体面は白色のライナーで覆われている。		

ホクナリンテープ 添付文書〔2020年5月改訂（第1版）〕

図3　TDDS製剤の種類と各製剤の添付文書における「組成・性状」の記載例

全身作用型製剤は，全身作用を目的として製剤設計されていて，皮膚から吸収された薬物は血中に移行し吸収されますので，基本的にはどこに貼っても同じ効果が得られます（**図2**）。しかし，ニトロダーム®TTS®の場合は，支持体にアルミニウム箔を使用しているため，除細動器（AED）を使用した際には通電してしまい，非常に危険です。日頃から

AEDの妨げにならないように貼る場所を考慮する必要があります。また，ホクナリン®テープは小児にも汎用されますが，小児は剥がしたり，その剥がしたテープを口に入れてしまう恐れがあるため，手の届かない背部に貼ると良いでしょう。同様にアルツハイマー型認知症に用いられるイクセロン®パッチも患者さんが誤って剥がす恐れがあるので，背部に貼ると良いでしょう。

まとめ

❶ 貼付剤には「局所作用型貼付剤」と「全身作用型貼付剤」がある。

❷「全身作用型貼付剤」の吸収経路は，角質実質経路と呼ばれる細胞または細胞間を介して吸収される場合と，皮膚付属器官経路と呼ばれる毛嚢や汗腺，皮脂腺を介した経路がある。

❸ 経皮吸収製剤には「リザーバー型」，「マトリックス型」，「薬物含有テープ型」があり，構造が異なるが，いずれも薬物の放出制御がされている。

参考文献

1) Marc B. Brown, Gary P. Martin, Stuart A. Jones, and Franklin K. Akomeah, Dermal and Transdermal Drug Delivery Systems：Current and Future Prospects. Drug Delivery, 13：175-187, 2006.

2) Mark R. Prausnitz, Samir Mitragotri, Robert Lange, Current status and future potential of transdermal drug delivery. *Drug Discovery*, 3：115-124, 2004.

3) 広義　製剤学，掛見正郎，戸塚裕一，京都廣川書店，p.229-239, 2013.

4) モーラス®テープ　添付文書

5) モーラス®パップ　添付文書

6) ニトロダーム®TTS® 添付文書

7) ニコチネル®TTS® 添付文書

8) フランドル®テープ　添付文書

9) ペンレス®テープ　添付文書

10) ホクナリン®テープ　添付文書

11) ミリス®テープ　添付文書

5 がんの薬ってがんの部位だけに効かせることができるの？

最近，抗がん剤の種類が急速に増えていて，全部を把握するのは難しいですよね…。

2021年1月現在で，医薬品医療機器総合機構（PMDA）の承認を受けた「腫瘍用薬」に属する一般名は179種類にも及んでいて，作用機序や薬効標的も実に多様化が進んでいます。それだけ，がん細胞にも多様性があることを反映しているのだと思います。

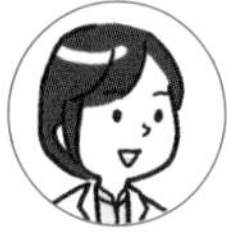

がんの薬物治療でよく話題になることとして，がん細胞も元はといえば自身の正常な細胞由来なので，両方を見分けて選択的にがん細胞だけをたたくのは難しいという話を聞きますが，今の抗がん剤はがん細胞選択的に効かせることはできているのでしょうか？

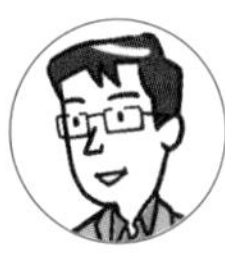

昔の抗がん剤は，がん細胞が他の正常細胞に比べて細胞分裂周期が速い性質を利用して，細胞分裂の過程に介入して増殖を止めることから，正常細胞の中でも特に分裂が速い骨髄細胞・消化管細胞・毛母細胞等も同様に影響を受けるため，血球減少や下痢などさまざまな副作用が回避できませんでした。しかしながら，がんの分子生物学の進歩により，がん細胞にのみ高発現するような標的が次々と見いだされ，現在では分子標的型の抗がん剤の主流になっています。

へえ～。そうなると，がん患者さんの副作用が少しでも軽減され，QOLの向上につながりますから，朗報ですね。

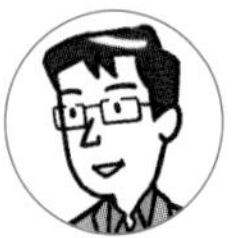

分子標的型の抗がん剤特有の副作用もあるので注意は必要ですが，さまざまながんに対して戦う武器が増えたのは，1つの医薬品が仮に奏功しなかったとしても，次に試すことのできる候補が複数あるわけですから，がん治療がより希望をもてるものとなってきていると思います。

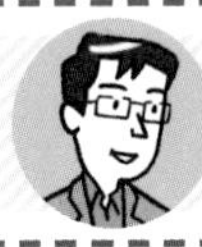

殺細胞性抗がん剤と分子標的型抗がん剤の違い

従来の殺細胞性抗がん剤は，細胞の生存に必須なDNAの合成・複製過程を阻害したり，微小管の機能を阻害し細胞分裂を破綻させたりするなど，細胞の増殖の根幹に関わる部分を抑制することを薬効とする薬が大勢を占めていました。がん細胞は，一般的に正常細胞と比較して，細胞周期が速く過度に増殖することから，がん細胞の方が正常細胞より死にやすい性質を利用しています。しかしながら，これらの抗がん剤が標的とする細胞増殖を支える機構は正常細胞にも同じものが存在していることから，特に細胞分裂のスピードが速い骨髄細胞・消化管細胞・毛母細胞は抗がん剤の影響を受けやすく，その結果として重篤な血球減少，消化管障害や脱毛が副作用としてよく見られます。したがって，殺細胞性抗がん剤の投与量は，許容できない程度の副作用が起こらない範囲で，患者さんが耐えることができる最大の投与量である最大耐量（MTD：maximum tolerated dose）を基にして設定されることが多いです。ですので，がん治療においては，何らかの副作用があるのはやむを得ないとする考え方がありました。

一方で，近年，がん細胞が過度に増殖する分子メカニズムが解明されるにつれて，がんごとにさまざまな要因があることがわかってきました。特に，細胞増殖に関わるシグナル伝達経路の異常が原因になっていることが多く，そのシグナルを正常化することでがんの増殖やがんに栄養を供給する血管の造成を止めることができることが明らかとなってきました。分子標的抗がん剤は，がん細胞と比べて正常細胞では発現が低いものを標的としていることから，がん細胞選択的な作用が期待できますし，殺細胞性抗がん剤が有する不可避の副作用が緩和されていることに特長があります（ただし，個々の分子標的抗がん剤固有の副作用が報告されており副作用に対する注意は必要です）。また，分子標的抗がん剤は，従来型の低分子薬物のほか，抗体医薬品としても多数上市されています。こういった薬は，がん細胞で異常に亢進した受容体-リガンドの結合に対して受容体のリガンド結合部位で拮抗したり，血中のリガンドそのものに結合して，受容体に結合できなくしたり，また細胞内のシグナル伝達経路の途中に位置する特定の蛋白に結合し，そこから下流のシグナルを停止したりするなど，さまざまな方法でシグナル伝達に介入します。

ただし，こういった分子標的抗がん剤は，その分子標的が治療対象となるがんに高発現していないと効果を発揮しませんので，あらかじめがんに発現する標的分子の量や遺伝子の変異を診断キットなどを用いて測定し，基準を満たした患者さんにだけ抗がん剤を投与することになっている薬も多数あります。こういった薬については，医薬品開発の段階から診断キットが，抗がん剤とセットで開発されることも多く，そういった診断キットはコンパニオン診断薬と呼ばれています。また，分子標的抗がん剤の開発に伴い，同じ臓器のがんであっても，その増殖メカニズムはヒトによって異なっていることが明らかとされてきました。従来は，がんの発現部位や形態ごとに治療薬が決まっていましたが，今では，がんの発現部位や形態によらず，治療したいがんでどのシグナル伝達経路が異常をきたしているかを分子レベルで調べた後に最適な抗がん剤の種類を決めるのが主流になりつつあり，より個人に適合したがんの個別化治療が進んでいます。

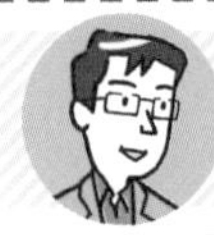

プロドラッグや代謝制御薬の活用による がん選択的な治療効果の増強

体内に入って代謝されることによって，薬効をもつ活性体が生成するプロドラッグの考え方は，抗がん剤においても，がんへの選択性を上げて，正常組織での毒性発現を低減させる戦略として利用されています。また，代謝を制御する別の薬との併用によって，主薬の体内動態をコントロールする戦略も取られています。

ピリミジン代謝拮抗薬の5-フルオロウラシル(5-FU)は，速やかに肝臓でジヒドロピリミジンデヒドロゲナーゼ(DPD)によって代謝される(半減期約10分)ことから，血中濃度の維持が難しかったのですが，5-FUにフラン基が付加されたプロドラッグ(テガフール)は，肝臓のCYP2A6により5-FUが徐々に生成し，長時間にわたって5-FUの濃度を維持できる(半減期約7.5時間)利点を持っています。TS-1®は，テガフールに加えて，ギメラシルとオテラシルカリウムを配合した経口抗がん剤となっています。ギメラシルは，DPDを可逆的に阻害することによって，5-FUの肝臓および腫瘍中の分解が抑制され，血中滞留性・腫瘍への曝露が向上する一方で，オテラシルカリウムは，消化管組織に発現するオロテートホスホリボシルトランスフェラーゼ(OPRT)を選択的に阻害することによって，5-FUのリン酸化代謝物(薬効本体)の生成を抑え，消化器障害の副作用発現を軽減する役割をもっています。こうすることで，薬効増強と副作用抑制を同時に実現化し，よりがん治療効果を高めることに成功しています。

一方，同系統の抗がん剤で，体内で3回の異なる代謝を受けた後に初めて5-FUが生成される「トリプルプロドラッグ」カペシタビンがあります。カペシタビンは，まず消化管から吸収された後，肝臓に発現するカルボキシルエステラーゼにより5'-DFCRに代謝され，その後に肝臓および腫瘍で高発現するシチジンデアミナーゼによって5'-DFURに代謝されます。その後，腫瘍組織で特に発現が高いチミジンホスホリラーゼによって，活性体の5-FUへと変換されることで腫瘍にのみ高濃度で5-FUが集積することによりがん選択的な薬効を示す仕組みになっています(**図1**)。

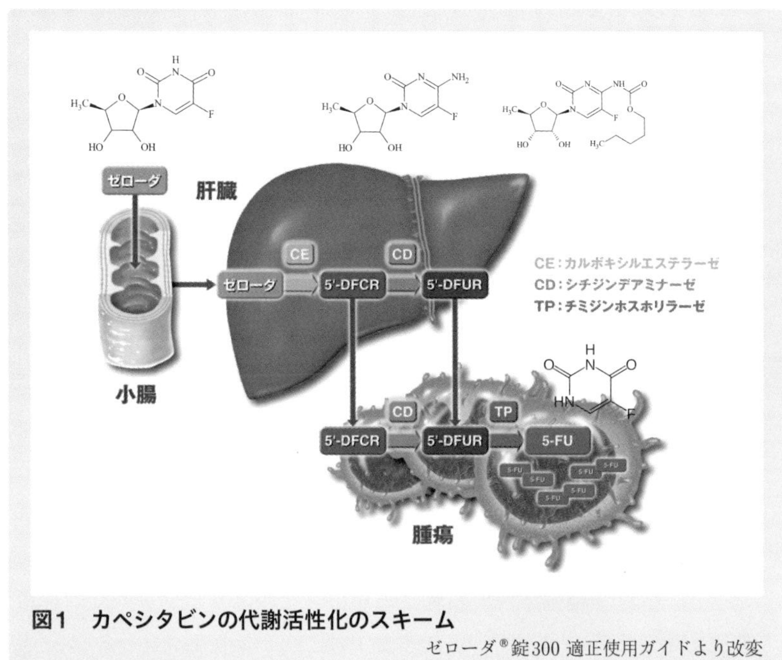

図1　カペシタビンの代謝活性化のスキーム

ゼローダ®錠300 適正使用ガイドより改変

EPR効果をねらった薬物内包リポソーム製剤のがんへのデリバリー

固形腫瘍に対して薬物を選択的に送達する際に，DDS（Drug Delivery System）の考え方の一つとして，1986年に日本人研究者の前田浩博士，松村保広博士によって提唱されたEPR（enhanced permeability and retention）効果が挙げられます。EPR効果とは，2つの固形がん特有の性質を表しており，1つは，がんの周辺部にできた新生血管は，通常の血管と異なり，血管内皮細胞の間のすき間が大きく，通常の血管では血管壁を通過できないような大きな分子（数百nm）が通過すること（enhanced permeability），もう1つは，腫瘍ではリンパ系が発達していないため，血管から漏れ出た分子が主要組織中にとどまる（retention）ことの両方の要因により，高分子薬剤が固形腫瘍に集積するという考え方です。

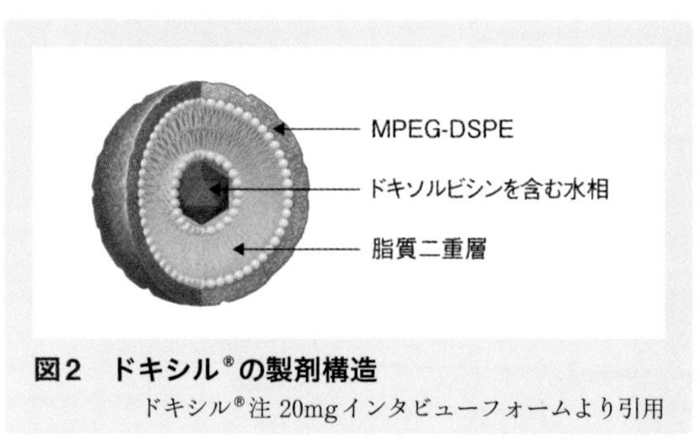

図2　ドキシル®の製剤構造
ドキシル®注 20mgインタビューフォームより引用

この考え方を利用して，リポソーム膜に抗がん剤を内包した薬物ががん治療に利用されています。日本で承認されているものですと，ドキソルビシン塩酸塩をMPEG-DSPE（N-（carbonyl-methoxypolyethylene glycol 2000）-1,2-distearoyl-sn-glycero-3-phosphoethanolamine sodium salt）で修飾された脂質二重層のステルスリポソームに内包した製剤であるドキシル®が挙げられます（**図2**）。このリポソームは，通常の脂質二重膜の周りに親水性の高いポリエチレングリコール（PEG）鎖が囲むことで，マクロファージ等細網内皮系に異物として認識されづらく，血中滞留性が高いという特徴を有しています。また最近では，塩酸イリノテカンをPEG修飾リポソームに封入したオニバイド®が膵癌の2次治療の適用で承認されました。オニバイド®は，先の例と同様PEG化リポソームにより血中滞留性が高くなった結果，イリノテカンの血中半減期が約40倍にまで延長しています。さらにEPR効果でがん付近に集積した後，腫瘍随伴マクロファージによる貪食を受け，イリノテカンが放出され，さらに腫瘍および腫瘍随伴マクロファージ内にあるカルボキシルエステラーゼの作用によって，活性代謝物であるSN-38が生成され殺細胞効果を発揮する仕組みとなっています。

海外に目を向けると，ほかにもDaunoXome®（ダウノルビシン内包リポソーム），Myocet®（ドキソルビシン内包リポソーム），Marqibo®（ビンクリスチン内包リポソーム）等複数のリポソーム製剤が承認されており，今後，リポソームの高機能化も含めレパートリーが増えることが期待されます。

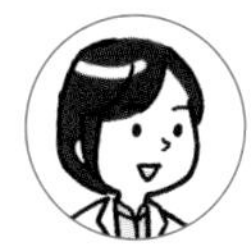

ここまで，さまざまな方法でがんに選択性の高い薬物治療を実現化する薬があることがわかりました。

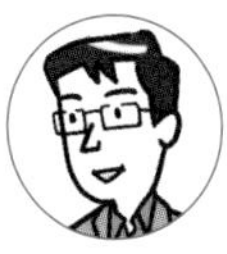

中でも抗体は，細胞外の標的分子に選択的に結合することから，がん選択性を高めるのに最も適した手段になると考えられます。これまでは，抗体そのものが薬効を発揮するような分子標的抗がん剤を見てきましたが，ここから，抗体が化合物をがん細胞付近に集積させるガイド役となって働き，よりがん選択性を高めた抗がん剤について紹介したいと思います。

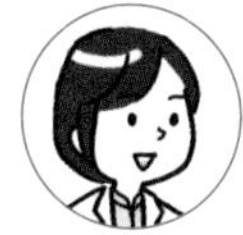

今までのやり方よりも，より能動的にがんに攻め込むターゲティングが可能になるわけですね。

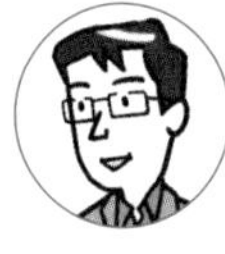

最近では，抗体が薬を運ぶだけではなく，抗体が免疫細胞とがん細胞を橋渡しして近づけ，免疫細胞そのものの力を使ってがんを殺す免疫療法もはじまっています。

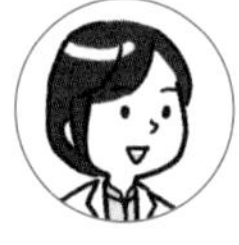

そうすると，薬はがんを直接殺すことには関わっていなくて，免疫細胞にがんの場所を教えてあげているだけのガイド役で，がんを治療するのはあくまで自分の体の免疫細胞の力に頼るという点が，今までの薬の考え方とは異なっていて面白いですね。

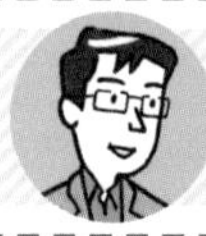

抗体-薬物複合体（ADC）によるがん選択的な薬物送達

一般的にADC（antibody-drug conjugate）は，標的選択的な抗原に結合する抗体，低分子薬物（ペイロードと呼ばれる），抗体と薬物の間をつなぐリンカーからなっている。ADCは投与後，抗体と低分子薬物が連結した状態で，抗体と標的分子との強固な結合により薬物を標的分子付近に集積させ，リンカーと薬物の結合を切断することで，標的局所でのみ薬効が発揮されるため，非常に殺細胞活性の強い薬物であっても，全身的な副作用を回避しつつ強力な抗がん活性を得ることができるという特長があります。世界で最も早く承認されたADCは，ゲムツズマブオゾガマイシン（マイロターグ®）であり，急性骨髄性白血病細胞の大部分に発現が認められているCD33抗原に対するモノクローナル抗体に，DNA鎖の切断を引き起こす極めて殺細胞活性の強いカリケアマイシン誘導体がリンカーを介して結合されています。このADCは，CD33に結合後，細胞内へと内在化した後，リソソーム内の低pH環境下でリンカーが切断され，薬物が遊離するようにデザインされており，高いがん選択性が確保されています。これまでに日本で承認が得られたADCを**表1**に示しました。抗体の標的としては，各がん種で高発現している細胞表面に存在する膜抗原が選択されており，薬物はいずれも毒性の強い殺細胞性抗がん剤が選択されています。

一方で，イブリツモマブチウキセタン（ゼヴァリン®）は，他のADCとは異なり，B細胞性のリンパ腫に高発現するCD20に対するモノクロー

表1　日本で承認されているADC（2021.2現在）

商品名	抗体の名前	抗体の標的分子	抗体に付加された薬物名	適　応
アキャルックス	セツキシマブ	EGFR	IR700	切除不能な局所進行又は局所再発の頭頸部がん
アドセトリス	ブレンツキシマブ	CD30	モノメチルアウリスタチンE	CD30陽性のホジキンリンパ腫・末梢性T細胞リンパ腫
エンハーツ	トラスツズマブ	HER2	カンプトテシン誘導体	化学療法歴のあるHER2陽性の手術不能又は再発乳がん，がん化学療法後に増悪したHER2陽性の治療切除不能な進行・再発の胃がん
カドサイラ	トラスツズマブ	HER2	エムタンシン	HER2陽性の手術不能又は再発乳がんおよび乳がんにおける術後薬物療法
ゼヴァリン	イブリツモマブ	CD20	MX-DTPA	CD20陽性の再発又は難治性の低悪性度B細胞性非ホジキンリンパ腫・マントル細胞リンパ腫
ベスポンサ	イノツズマブ	CD22	オゾガマイシン	再発又は難治性のCD22陽性の急性リンパ性白血病
マイロターグ	ゲンツズマブ	CD33	オゾガマイシン	再発又は難治性のCD33陽性の急性骨髄性白血病

ナル抗体に，抗がん剤ではなくMX-DTPAと呼ばれるキレート試薬が結合されており，ベータ線を放出する放射性同位元素であるイットリウム90（^{90}Y）と混合するとキレート化され，CD20陽性細胞に選択的に放射線照射することができるADCになっています。なお，この薬の特徴として，CD20陽性細胞への選択的な集積を事前に確認する手段として，このADCとガンマ線放出核種であるインジウム111（^{111}In）と混合したものを投与すると薬の分布をガンマカメラで撮影することができ，患者さんで適切な生体内分布が見られない場合，^{90}Yの投与は行わないといった選択が可能です。これにより，治療に対してベネフィットがあると考えられる患者さんにだけ抗がん剤を投与できる利点を有しています。

また，セツキシマブサロタロカンナトリウム（アキャルックス®）は，光免疫療法に用いられるADCであり，世界に先駆けて日本で初めて承認されました。このADCは，EGF受容体に対する抗体に光感受性の色素であるIR700が結合されています。ADCを点滴静注すると，EGFRを高発現する腫瘍細胞に集積し，投与終了20～28時間後に，波長690nmのレーザー光を照射する装置で標的となる頭頸部がんを照射すると，色素のIR700が光化学反応を起こして，速やかに腫瘍細胞の細胞膜を傷害することによって殺細胞効果を示す画期的な治療法となっています（**図3**）。レーザー光を当てた局所でのみ抗がん効果を発揮することから高いがん選択性が担保されている点で優れた抗がん治療であるといえます。

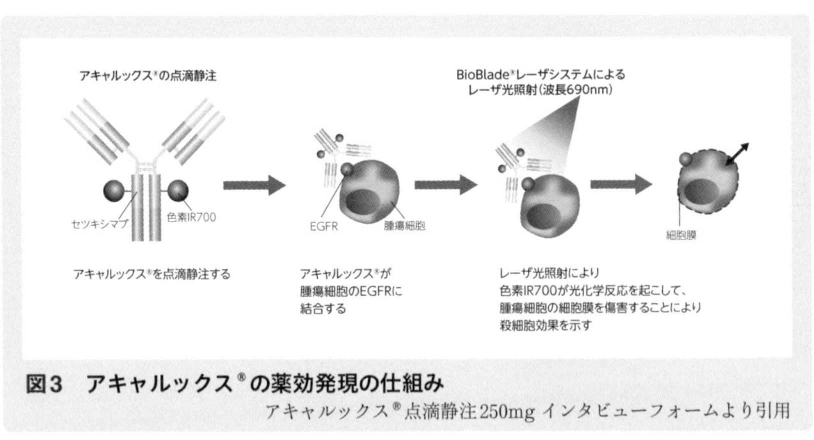

図3　アキャルックス®の薬効発現の仕組み

アキャルックス®点滴静注250mg インタビューフォームより引用

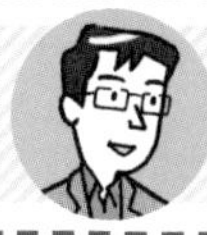

二重特異性（バイスペシフィック）抗体による がん選択的な免疫療法

通常の抗体は，1つの標的に選択的に結合しますが，二重特異性抗体は，抗体の抗原結合部位を2つもっており，2つの標的に同時に結合することにより，標的間を架橋して距離を狭める役割を果たしています。ブリナツモマブ（ビーリンサイト®）は，世界で初めて承認された，再発・難治性のB細胞性急性リンパ性白血病治療に用いられる二重特異性抗体による免疫療法剤です。この薬は，白血病細胞において高発現するCD19と，T細胞に発現するCD3のそれぞれに結合する抗体の標的認識部位（可変領域）を結合した一本鎖抗体になっており，白血病細胞と細胞傷害性T細胞の両者に結合して一過的に架橋することで，T細胞の活性化を惹起し，通常の免疫反応により白血病細胞がアポトーシスへと導かれることで抗がん活性を示します（**図4**）。二重特異性抗体自身は，何ら薬効本体をもたず，あくまでT細胞の殺細胞活性をがん細胞近傍で高める媒介だけをしている点で，非常にユニークな薬だと思います。現在，同じコンセプトで複数のがん種に対して臨床開発が進められており，今後も新しい医薬品が登場することが期待されます。

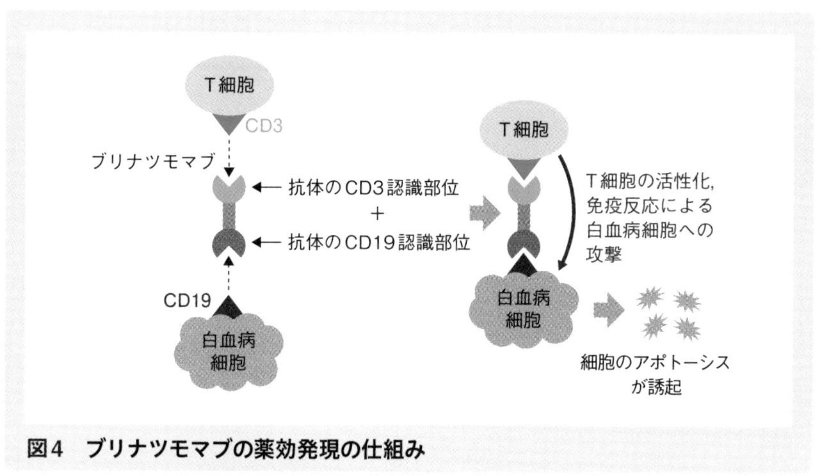

図4　ブリナツモマブの薬効発現の仕組み

まとめ

❶ 従来の殺細胞性抗がん剤は，単に細胞周期が正常細胞よりがん細胞の方が速い性質を利用して増殖抑制をねらっていたため，細胞周期が比較的速い細胞（骨髄細胞・消化管細胞・毛母細胞）にも同じように傷害が起こっていたが，近年の分子標的型抗がん剤は，がんにのみ選択的に高発現する標的分子をねらい撃ちして，正常細胞への影響を低減することにある程度成功している。

❷ 抗体医薬は，従来型の標的分子に結合して分子の機能に直接影響を与えるものから，抗体に抗がん剤を結合させてがん選択的に運搬し，局所で抗がん活性を発揮するADCや，がん細胞と免疫細胞の異なる標的に同時に結合して，がん細胞と免疫細胞の距離を縮め，免疫細胞本来の殺細胞活性を利用してがん細胞を死滅させる二重特異性抗体など，さまざまな発展を遂げており，今後も新たな機能を付加した抗体医薬の誕生が期待されている。

参考文献

1）ゼローダ®錠300　適正使用ガイド
2）ドキシル®注20mg　インタビューフォーム
3）アキャルックス®点滴静注250mg　インタビューフォーム

3章

新しい製剤

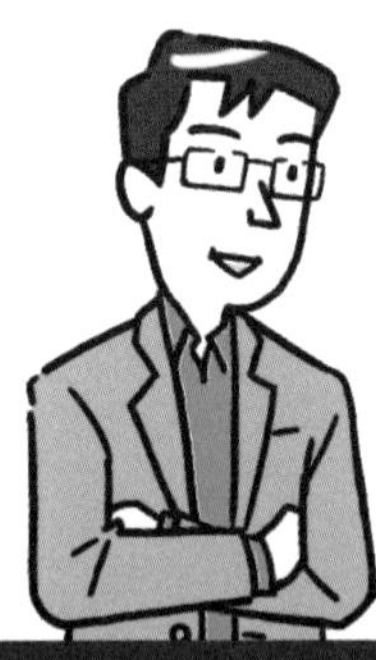

1 核酸医薬製剤に使われている脂質ナノ粒子って何？

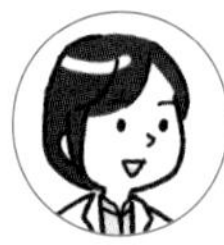

最近，オンパットロ®点滴静注が使用されるようになりました。

はい，一般名はパチシランナトリウムで，これは世界で初めてのsiRNA製剤です。siRNAとは，small interfering RNAの略称で，細胞内に取り込まれたのち，目的タンパク質のmRNAを分解させることでそのタンパク質の発現を減少させる働きをもっています。

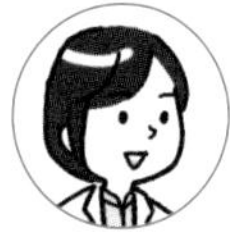

添付文書に記載されている添加剤が見慣れない化合物ですね。

siRNAは核酸の一種ですので，分子量が大きく，マイナス電荷をもっているので，細胞内に取り込まれにくい性質をもっています（**図1**）。よって，siRNAが標的細胞に取り込まれやすくするために，脂質からなるナノメートルサイズのカプセルを利用します。それがオンパットロ®のインタビューフォームにある，脂質ナノ粒子です。また，有効成分のsiRNAは，生体内では酵素により分解されてしまいます。そこで，siRNAが酵素で分解されずに標的部位に送達されるための役割も脂質ナノ粒子は担っています。

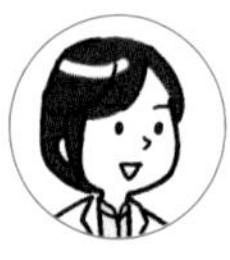

脂質ナノ粒子は，核酸の送達に欠かせない運搬体なのですね。

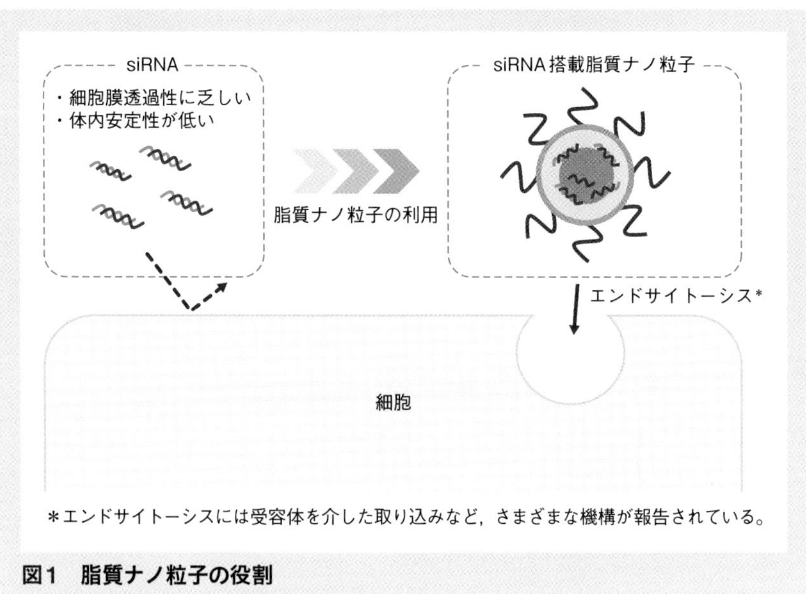

図1　脂質ナノ粒子の役割

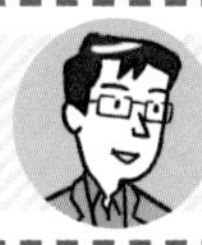

脂質ナノ粒子を解説します

脂質ナノ粒子は複数の脂質成分からなるナノサイズの粒子で，内部に薬物，オンパットロ®の場合は核酸であるsiRNAを内包しています。ナノメートルは，10^{-9}メートルですので，通常の光学顕微鏡では観察することができません。特殊な顕微鏡を用いて，その形状を観察することができますが，一般に球状をしています。第18改正日本薬局方の製剤各条に収載されている「リポソーム注射剤」は，同様の脂質添加剤を使用していますが，リポソームは内相を有します（**図2**）。有効成分をリポソームの脂質二分子膜または内相に封入することにより作製されます。一方，脂質ナノ粒子では内部にsiRNAと脂質からなる核が存在するため（**図2**），リポソームとは異なる製剤です。

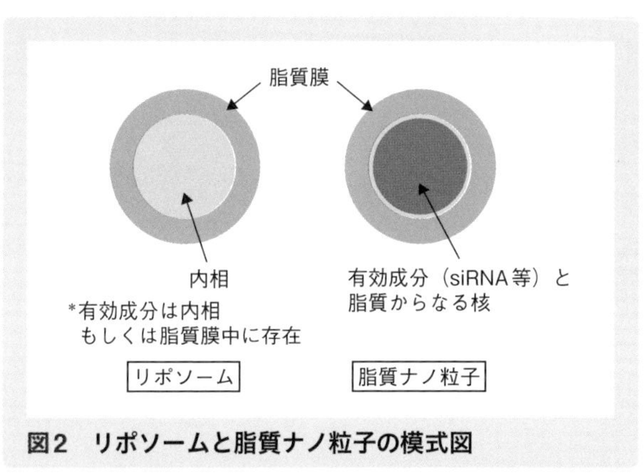

図2　リポソームと脂質ナノ粒子の模式図

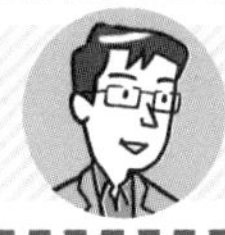

どのような成分が添加剤として使用されているのでしょうか？

表1には，オンパットロ®に用いられている添加剤を示します。DLin-MC3-DMAは，酸性条件下でプラスチャージを帯びるので，siRNAと結合するために使用されます。また，脂質ナノ粒子がエンドサイトーシスと呼ばれる機構で細胞に取り込まれたのちに（**図1**），DLin-MC3-DMAが負に帯電したエンドソーム膜と静電的に相互作用し融合して細胞に取り込まれやすくなると考えられます[1]。また，PEG2000-C-DMGは脂質にPEG鎖が結合したもので，点滴静脈注射後は，体循環中にアポEと呼ばれるタンパク質により引き抜かれ，細胞内へ取り込みやすくなると考えられています。DSPCやコレステロールはイリノテカン塩酸塩水和物リポソーム製剤であるオニバイド®点滴静注43mgでも用いられており[2]，脂質二分子膜を形成するなどの目的で用いられる脂質です。

表1 オンパットロ®点滴静注2mg/mLの添加剤[1]

成 分	1バイアル中の含量
DLin-MC3-DMA ((6Z,9Z,28Z,31Z)-heptatriaconta-6,9,28,31-tetraen-19-yl-4-(dimethylamino) butanoate)	65.0mg
PEG2000-C-DMG ((R)-α-(3'-{[1,2-di(myristyloxy)propanoxy] carbonylamino} propyl)-ω-methoxy, polyoxyethylene)	8.0mg
DSPC (1,2-distearoyl-sn-glycero-3-phosphocholine)	16.5mg
コレステロール	31.0mg
リン酸水素二ナトリウム七水和物	11.7mg
リン酸二水素カリウム	0.9mg
塩化ナトリウム	44.0mg

オンパットロ®点滴静注2mg/mL 添付文書〔2021年2月改訂(第2版)〕より

3

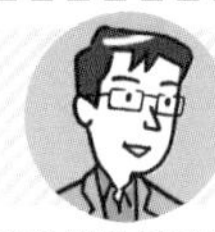

脂質ナノ粒子の投与経路と体内での動態は？

オンパットロ®は静脈注射製剤です。投与されてから，細胞内にsiRNAが取り込まれるまでの想定される作用機序がインタビューフォームに記載されています(**表2**)

表2 オンパットロ®点滴静注2mg/mLの作用機序

①静脈内投与された本剤は，大量の血液が潅流する肝臓内に分布，蓄積する。
②肝臓への分布過程において，LNPのPEG (Polyethylene Glycol) 化脂質の大部分が外れ，内因性アポリポタンパク質E (ApoE) が結合する。
③肝細胞に発現する低比重リポタンパク質受容体 (Low Density Lipoprotein Receptor：LDLR) などのApoE依存的機構を介して，肝細胞内に取り込まれる。
④LNP中の正に帯電した脂質は，負に帯電したエンドソーム膜と融合する。
⑤その後，LNPの物理的崩壊とエンドソーム膜の不安定化により，LNP中のパチシラン (二本鎖siRNA) が細胞質内に放出される。
*LNP, Lipid Nanoparticle

オンパットロ®点滴静注2mg/mL 医薬品インタビューフォーム〔2021年2月改訂(第4版)〕

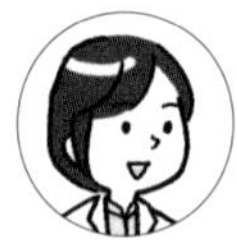

ナノ粒子を形成する個々の脂質がさまざまな機能を有しているのですね。

そうですね。精密に製剤設計されていますね。特に，DLin-MC3-DMAは，酸性条件下で正に荷電し，**表2**の④⑤が起こりやすくなっているんですね。

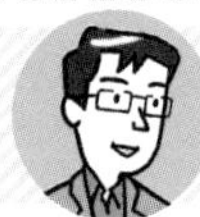

新型コロナウイルス感染症に対するワクチン開発にも利用されている

オンパットロ®は静脈注射製剤ですが，筋肉注射のワクチンとしても開発が進んでいます。その例が新型コロナウイルス感染症に対するワクチン開発への応用です。上述のオンパットロ®では脂質ナノ粒子がsiRNAを内包していますが，脂質ナノ粒子を新型コロナウイルス感染症ワクチンに応用した例では，タンパク質の翻訳を担う核酸であるmRNAを内包しています。

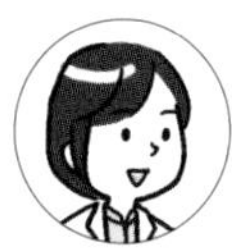

脂質ナノ粒子のような先端的技術が治療だけでなく，疾患予防にも利用されようとしているのですね。

まとめ

1. 脂質ナノ粒子は，生体内で不安定な，また容易に細胞に取り込まれにくいsiRNA等の有効成分を送達する運搬体である。
2. 脂質ナノ粒子はさまざまな脂質添加剤を用いて精密に設計されている。

参考文献

1) オンパットロ®点滴静注2mg/mL 添付文書，医薬品インタビューフォーム
2) オニバイド®点滴静注43mg添付文書

2 遺伝子治療製剤に使われているベクターって何？

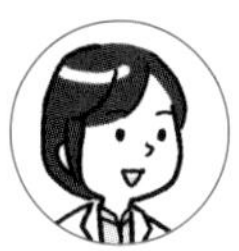

遺伝子治療製剤，なんだか未来の治療薬という感じで想像がしにくいです。そもそも遺伝子治療って，言葉にはよく聞きますけど，どんな治療法なのでしょうか？

遺伝子治療とは，身体の中で起こる遺伝子の異常のせいで正しく働かない状態の細胞を修復するために，遺伝子を使って行う治療のことです。つまり，遺伝子治療製剤とは，そのための”遺伝子を基にした薬”のことをいうのですよ。

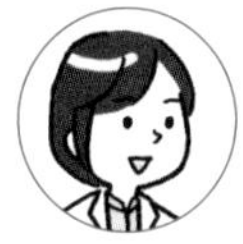

へぇー，その遺伝子治療を行うためには，ベクターが必要なのでしょうか？

その通り！　ベクターは，細胞機能を修復したり，細胞に不足しているものを補充するために，目的の遺伝子を細胞に届ける運び屋のような存在なのですよ。

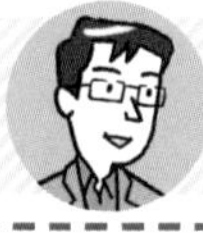

「遺伝子治療」とはどんな治療法でしょうか

まず，「遺伝子治療」については，厚生労働省による「遺伝子治療等臨床研究に関する指針」に記載されています。そこでは，「疾病治療や予防を目的として，遺伝子又は遺伝子を導入した細胞を人の体内に投与すること」と定義されています。

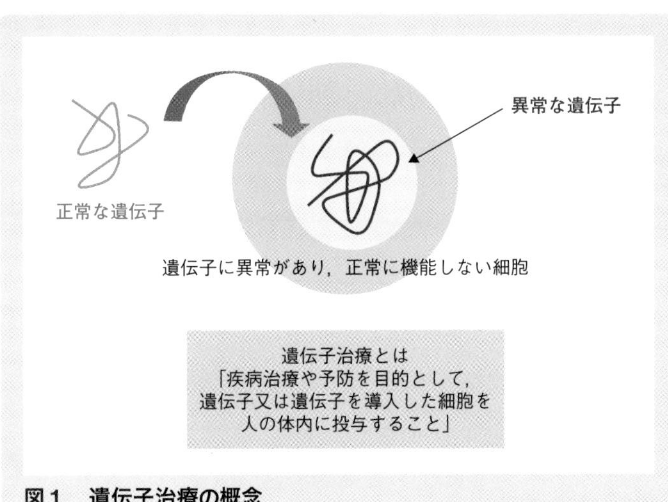
異常な遺伝子
正常な遺伝子
遺伝子に異常があり，正常に機能しない細胞
遺伝子治療とは
「疾病治療や予防を目的として，
遺伝子又は遺伝子を導入した細胞を
人の体内に投与すること」

図1　遺伝子治療の概念

厚生労働省：遺伝子治療等臨床研究に関する指針（https://www.mhlw.go.jp/content/000561788.pdf）より

当初，遺伝子治療は，特定の遺伝子に異常がある遺伝子疾患の患者さんが対象として提唱されてきました。遺伝子に異常があり，それによってあるタンパク質の欠損や機能不全が起こるのであれば，根本治療を行うためには遺伝子レベルでの治療が必要であると考えられたわけです（**図1**）。

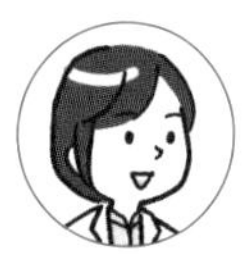

遺伝子が壊れてしまっていたり，足りないのであれば，それを外から補ってやれば良いという考え方ですね。そんなことが実際に可能なのですね。でも，どんな方法で行うのかのイメージがいまひとつ湧かないのですが……。

それでは，もう少し詳しく説明していきましょう。

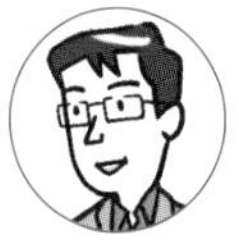

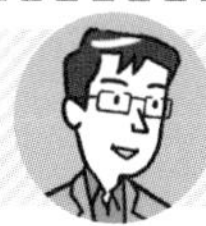

遺伝子治療のために用いられる製剤には，どのようなものがありますか？

遺伝子治療には，「遺伝子自体を人の体内に投与する」*in vivo*による方法と「遺伝子を導入した細胞を人の体内に投与する」*ex vivo*による方法があります。このうち，前者の「遺伝子自体を人の体内に投与する」ための製剤が遺伝子治療製剤と呼ばれるものです。一方で，後者の「遺伝子を導入した細胞を人の体内に投与する」ための製剤は細胞加工製剤と呼ばれます。つまりは，遺伝子の状態で投与するものが遺伝子治療製剤であり，細胞の状態で投与するものが細胞加工製剤になります（**図2**）。

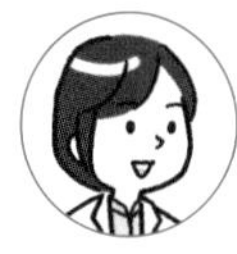

なるほど。遺伝子を補充したり細胞の機能を補ったりするという点では同じですけど，遺伝子そのものを体内に導入するのか，遺伝子を導入した細胞を体内に投与するのかの違いですね。でもどうやって目的の遺伝子を細胞に導入するのですか？

良い質問ですね。そのために必要となるのがベクターなのです。

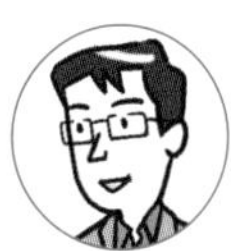

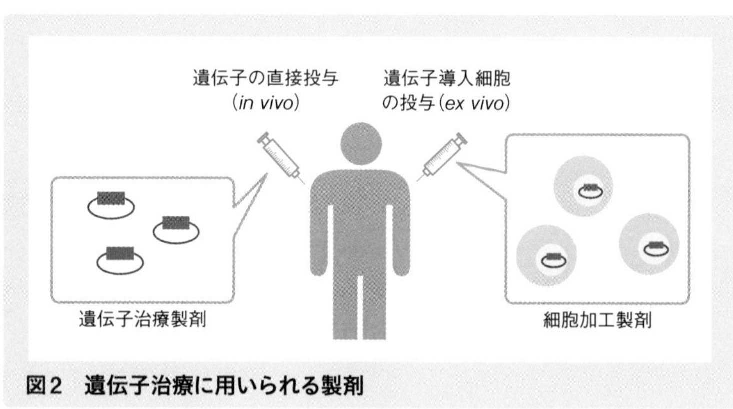

図2　遺伝子治療に用いられる製剤

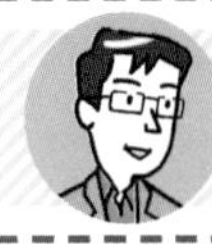

ベクターとは

ベクターは，導入する遺伝子を人為的に別の細胞に運ぶために利用される遺伝子の乗り物のことを指します。ベクターには，DNA，RNAからなるもの，脂質や金属からなる粒子，ポリマーを利用した高分子ミセルなどさまざま存在します。一般に遺伝子は単独では細胞内に導入することはできません。ベクターの力を借りることで目的遺伝子を細胞内に送達させることができるのです（**図3**）。ベクターには，標的となる細胞内で目的遺伝子がタンパク質として発現するように工夫された発現ベクターと呼ばれるものや，目的となる遺伝子を複製するクローニングを目的とするベクターも存在します。特に，遺伝子治療に用いられる発現ベクターの配列内には，細胞内での導入遺伝子の発現を促進するためにプロモーターと呼ばれる配列が存在します。このプロモーター配列の違いにより，目的遺伝子が発現しやすい宿主細胞の種類も異なってくることが知られています。

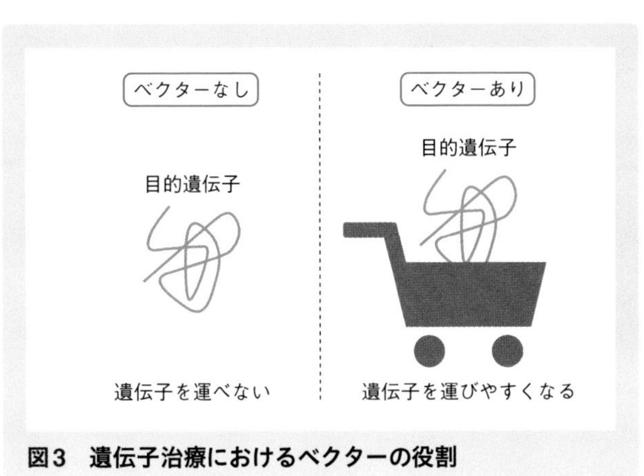
ベクターなし
目的遺伝子
遺伝子を運べない
ベクターあり
目的遺伝子
遺伝子を運びやすくなる

図3　遺伝子治療におけるベクターの役割

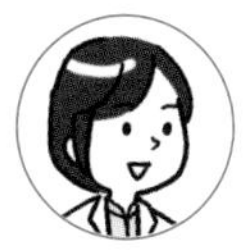

へぇー，ベクターって色々な種類があるのですね。それにしても，ベクターがこれだけ便利な機能をもっているのであれば遺伝子治療ってそんなに難しいものではないような気がするのですが…。

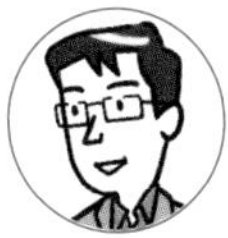

なるほど。でも，実際にはそう話は簡単にはいかないのです。

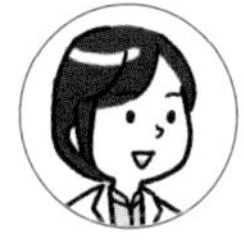

どういうことですか？

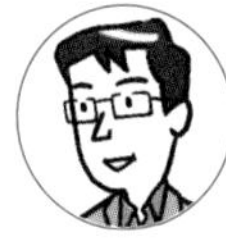

わかりました。それでは，もう少し詳しくベクターのことを勉強していきましょう。

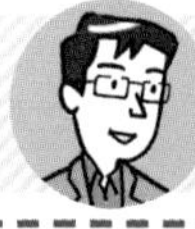

ベクターにはどのような種類があるの？

ベクターは，大きく分けてウイルス由来のウイルスベクターとウイルスを由来としない非ウイルスベクターに大別されます（**表1**）。ウイルスベクターは，由来となるウイルスが宿主に感染するという特性から導入する細胞の核内に効率的に目的遺伝子を送り届けることができるベクターです。由来となるウイルスごとに導入することができる細胞の種類や染色体への組み込みの有無，遺伝子を発現することができる期間などさまざま異なる特徴を有しています。一方でウイルスベクターは，ウイルスの増殖に必須となる遺伝子の多くを欠損してはいますが，ウイルスを基に構築されたものであることに変わりはないので，安全性については常に検証が必要となります。

それに対して，代表的な非ウイルスベクターとして，プラスミドと呼ばれる2本鎖DNAを利用したベクターがあります。プラスミドは，大腸菌などの細菌で染色体DNAとは独立して複製されるものですが，実験

表1　遺伝子治療に用いられるベクター

	ベクター	分裂細胞への導入	非分裂細胞への導入	染色体への組み込み	発現期間	安全性	特　徴
ウイルスベクター	アデノウイルス	○	○	ほとんどなし	短期	抗原性	投与による免疫原性
	レトロウイルス	○	×	あり	長期	挿入変異	染色体への挿入による発がん
	レンチウイルス	○	○	あり	長期	挿入変異の可能性	
	アデノ随伴ウイルス	○	○	ほとんどなし	長期（非分裂細胞）	病原性なし	導入できる遺伝子のサイズに制限
非ウイルスベクター	プラスミド	△培養細胞では高い	△培養細胞では高い	ほとんどなし	短期	ウイルス由来でない	生体への導入効率が低い
	リポソーム	○	○	なし	短期	ウイルス由来でない	多くの遺伝子を内包可能
	エクソソーム	○	○	なし	短期	生体由来成分のため安全?	細胞間情報伝達物質

室レベルでは培養細胞に高い遺伝子導入効率を示すのに対して，一般的には生体に対する遺伝子導入効率は低いことが問題となっています。さらに，導入した遺伝子をタンパク質として発現させるためには，プラスミドをいかにして核内にまで送達させるのかが課題として挙げられます。プラスミドの導入効率を上げるために利用されるベクターの一つとして脂質二重膜からなるリポソームが存在します。また正に帯電したポリマーを利用した高分子ミセルをベクターとして応用する試みもなされています。これらベクターを用いることで，効果的な細胞導入や遺伝子発現を実現することが可能となります。さらに近年では，細胞が細胞間情報伝達物質として放出するエクソソームと呼ばれる微粒子をベクターとして利用したり，遺伝子を吸着させた金ナノ粒子にレーザー光照射を行うことで細胞への導入を実現する手法など，新規素材をベクターとして開発する研究も盛んに行われています。

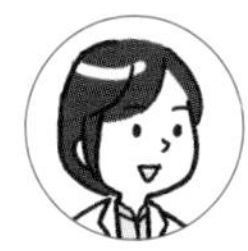

なるほど，ウイルスベクターは遺伝子を発現させやすい一方で安全性が懸念されているのですね。一方で非ウイルスベクターは，細胞への導入効率や遺伝子発現に課題があるのですね。それぞれに克服すべき問題がありますね。

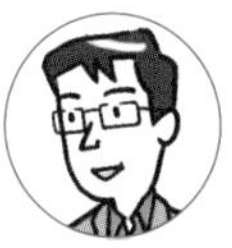

近年では，ウイルスベクターの改良による安全性の向上や，非ウイルスベクターの核内への移行性向上を目指した研究が積極的に行われているのです。いくつか具体的な事例を紹介していきましょう。

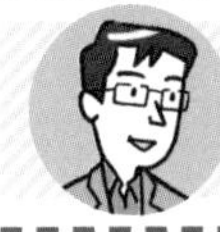

遺伝子治療に用いられるベクターを利用した製剤開発の動向は？

遺伝子治療に用いられる製剤の開発対象疾患の一つとして，遺伝子疾患・難治性（希少）疾患が挙げられます。2012年にはオランダにて家族性リポタンパク質リパーゼ遺伝子を導入したアデノ随伴ウイルス（AAV）ベクターが脂質代謝異常症に対する治療薬として承認されました。2019年には，重篤な閉塞性動脈硬化症である重症虚血肢に対するわが国初の遺伝子治療製剤として，肝細胞増殖因子（HGF）遺伝子を導入したプラスミドが条件付きで承認されています。さらに同年には，脊髄性筋委縮症の治療薬として疾患発症に関わるSMN1遺伝子を導入したAAVベクターが承認されました。

また，がん治療の領域でも，遺伝子治療に用いられる製剤の研究開発が進んでいます。近年では，CD19陽性の急性リンパ芽球性白血病に対する国内初のがん免疫療法薬として抗CD19抗体キメラ抗原受容体遺伝子を発現するT細胞製剤が承認され，極めて大きなインパクトを与えています。

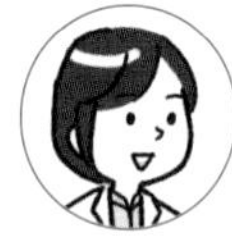

遺伝子治療では，遺伝子疾患だけでなくがんや希少疾患などの治療の難しいさまざまな疾患に対して治療薬の開発が期待されているのですね。

そう。これらの疾患に対する遺伝子治療用の製剤を開発するためには，疾患を治療するための標的遺伝子を探すことと同じくらい，遺伝子を細胞に導入するためのベクターを開発することが望まれています。それでは，代表的な遺伝子治療製剤の一つである「ゾルゲンスマ」を例に見ていきましょう。

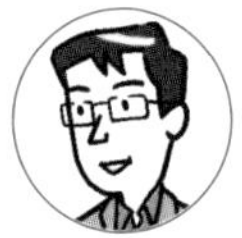

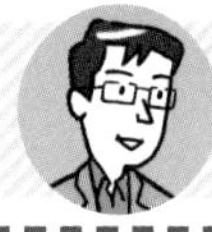

ゾルゲンスマ®におけるベクターの特徴は？

2019年，脊髄性筋萎縮症の治療薬としてゾルゲンスマ®が上市されました。ゾルゲンスマ®で利用されているAAVベクターは，神経細胞などの非分裂細胞への遺伝子導入に適しています。また由来となるAAVは非病原性のウイルスであり，導入された遺伝子が染色体には組み込まれないことから比較的安全性が高いと考えられています。一方でAAVの性質上，副作用として肝障害を引き起こすことが報告されています。そのような場合には，抗炎症作用を有するプレドニゾロンの投与が行われます。このように，ベクターの特徴を活かした遺伝子治療用製剤の開発が進められています。

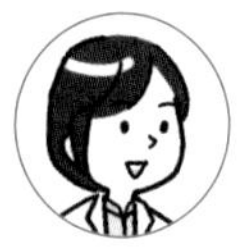

なるほど。身体にとって安全で遺伝子を導入する効率に優れたベクターの開発が重要であることはもちろんですが，対象の疾患に応じて相応しいベクターを選択することが大切なのですね。

まとめ

❶ 遺伝子治療は，細胞機能を修復する目的で遺伝子や遺伝子を導入した細胞を投与する治療法である。

❷ ベクターは，目的遺伝子を導入する細胞へと送り届けるための，遺伝子の運び屋である。

❸ ベクターは，ウイルスベクターと非ウイルスベクターに大別され，遺伝子発現のしやすさや懸念される安全性への課題など，それぞれ特徴が異なっている。

❹ 遺伝子治療を実現するためのベクターを利用した製剤の開発は，近年急速に進んでおり，今後も遺伝子疾患や希少疾患，がんに対する新たな製剤の開発に期待が寄せられている。

❺ 安全性や遺伝子導入効率に優れたベクターの開発は，遺伝子治療を成功に導く上で極めて重要な鍵となる。

3　再生医療等製品の製剤って何？

2014年（平成26年）11月から，「再生医療等の安全性の確保等に関する法律」（再生医療等安全性確保法）や「医薬品，医療機器等の品質，有効性及び安全性の確保等に関する法律」（薬機法）が施行され，再生医療開発を取り巻く環境の整備が行われてきた。薬機法では，これまで医薬品あるいは医療機器に分類されていた細胞治療，遺伝子治療用製品を，再生医療等製品という独立したカテゴリとして定義した。また，再生医療等製品はその特性により従来の医薬品，医療機器と同様のデータの収集が困難であることから，安全性確認および有効性推定のための条件及び期限付き承認制度が導入された。2021年5月現在，再生医療等製品（再生医療製品分野）は7製品，再生医療等製品（遺伝子治療分野）2製品が上市されている。

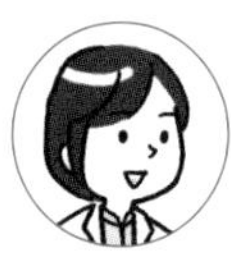

最近，再生医療や細胞治療という言葉をよく聞くようになりましたが，同じ意味ですよね。

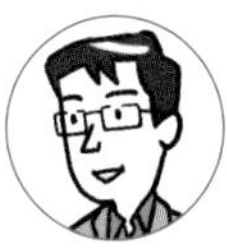

似たような意味で使われていますが，完全にイコールではないですね。**図1**のような関係になっています。再生医療は臓器や組織の再生を目的とし，細胞治療は生きた細胞を用います。両者が重なる場合もありますが，そうではない領域もあります。例えばがん細胞免疫療法などは再生医療ではないですね。

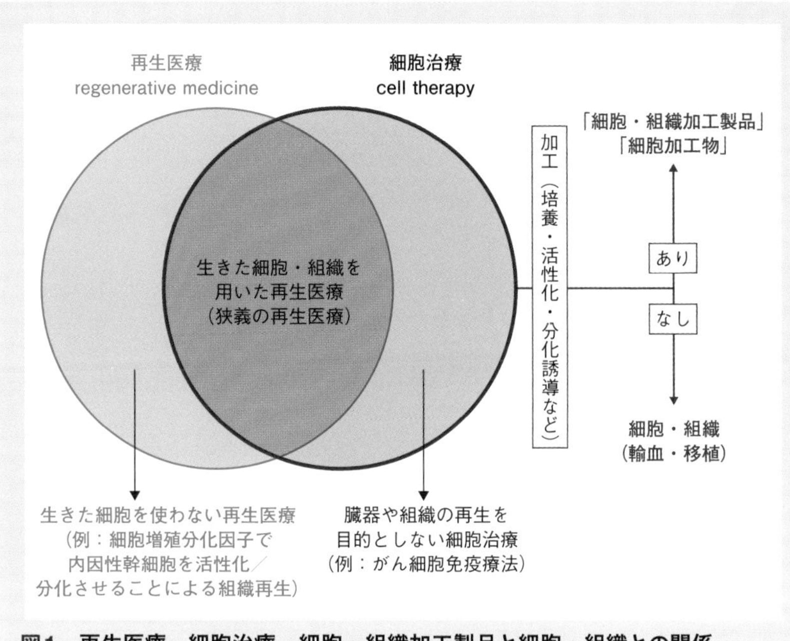

図1　再生医療，細胞治療，細胞・組織加工製品と細胞・組織との関係

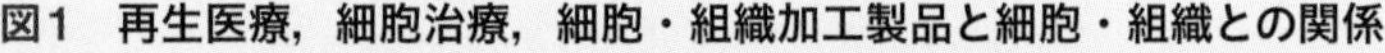

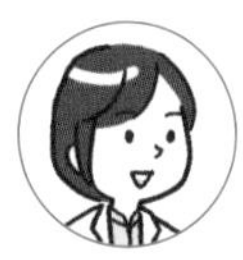

再生医療等製品ってどんな製品なんですか？

再生医療等製品は，「(1) 次のイ及びロに示す医療又は獣医療に使用される目的とされる物のうち，人又は動物の細胞に培養等の加工を施したものであって，イ　身体の構造・機能の再建・修復・形成するもの，ロ　疾病の治療・予防を目的として使用するもの，または (2) 遺伝子治療を目的として，人の細胞に導入して使用するもの」と薬機法で定義されています。

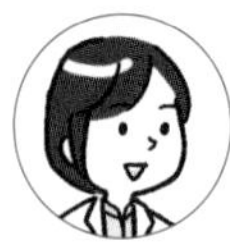

もう少しわかりやすく説明をしてもらえますか？

（1）の医療又は獣医療に使用される目的とされる物は「細胞・組織加工製品」及び「再生医療製品」があり，そのうちイは「組織工学製品」を，ロは「細胞治療薬」を指しています。（2）は「遺伝子治療製品」「遺伝子治療薬」を指しています。また，再生医療等製品，細胞加工物と特定細胞加工物ならびに法律との関係は**図2**のようになっています。

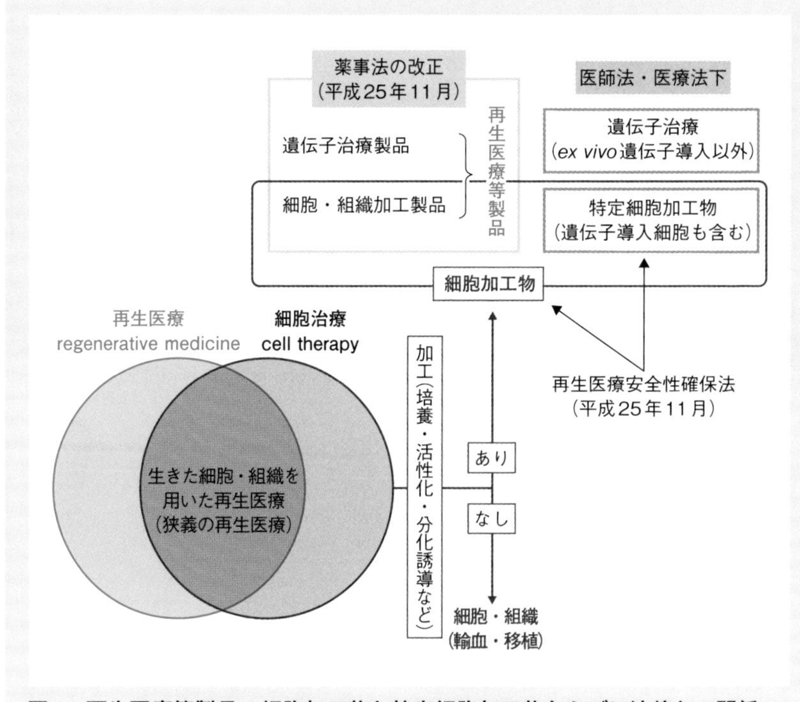

図2　再生医療等製品，細胞加工物と特定細胞加工物ならびに法律との関係

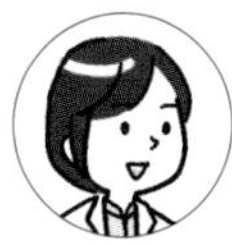

色々な名称があってやっぱり簡単には理解しにくいですね。要は再生医療等製品には，細胞・組織加工製品と遺伝子治療製品の２つがあると理解しておきたいと思います。

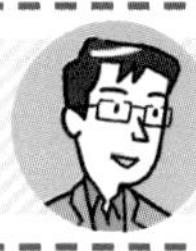

承認品目

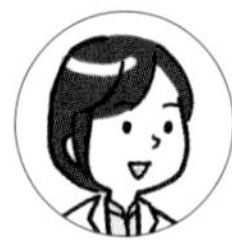

それではこれまでどんな製品が発売されているのですか？

再生医療製品分野では**表1**のように９製品が上市されていますね。そのうち，自己細胞は８製品，他家（同種）細胞が１製品です。ジェイスは日本初の再生医療等製品で承認後に２度にわたって適応拡大されています。

表1　発売された再生医療等製品（細胞・組織加工製品）　2021年5月時点

販売名	一般的名称
会社名	類別名称
承認日	承認・一変別
ジェイス®	ヒト体細胞加工製品
ジャパン・ティッシュ・エンジニアリング	ヒト（自己）表皮由来細胞シート
2007年10月29日	条件及び期限付承認
本品は，患者自身の健常な皮膚組織から採取した切手大の皮膚片に由来する表皮細胞をマウス胚由来の3T3-J2細胞をフィーダーとして共培養・増殖させ，シート状に形成して保存液中に浸した状態で出荷されるGreen型のヒト（自己）表皮由来細胞シートを一次容器にパッケージしたものを主構成体とし，患者から採取した皮膚組織を製造所へ輸送するために用いる容器（組織運搬液を含む）を副構成体とする製品である。自家植皮のための恵皮面積が確保できない重篤な広範囲熱傷で，かつ，受傷面積として深達性Ⅱ度熱傷創及びⅢ度熱傷創の合計面積が体表面積の30%以上の熱傷を適応対象とする。	

（続く）

表1　発売された再生医療等製品（細胞・組織加工製品）（続き）

<table>
<tr><th>販売名</th><th>一般的名称</th></tr>
<tr><th>会社名</th><th>類別名称</th></tr>
<tr><th>承認日</th><th>承認・一変別</th></tr>
<tr><td>ジャック®</td><td>ヒト（自己）培養軟骨</td></tr>
<tr><td>ジャパン・ティッシュ・エンジニアリング</td><td>内臓機能代用器</td></tr>
<tr><td>2012年7月27日</td><td>条件及び期限付承認</td></tr>
<tr><td colspan="2">本品は，患者から採取した軟骨組織より分離した軟骨細胞を，アテロコラーゲンゲルに包埋して培養し，患者自身に適用する自家培養軟骨である。膝関節における外傷性軟骨欠損症又は離断性骨軟骨炎（変形性膝関節症を除く）の臨床症状の緩和。ただし，他に治療法がなく，かつ軟骨欠損面積が4cm^{2}以上の軟骨欠損部位に適用する場合に限る。</td></tr>
<tr><td>テムセル®HS注</td><td>ヒト体性幹細胞加工製品</td></tr>
<tr><td>JCRファーマ</td><td>ヒト（同種）骨髄由来間葉系幹細胞</td></tr>
<tr><td>2015年9月18日</td><td>承認</td></tr>
<tr><td colspan="2">本品は，健康成人骨髄液から分離した有核細胞を拡大培養して得られるヒト（同種）骨髄由来間葉系幹細胞である。点滴で静脈に投与し，造血幹細胞移植後の急性移植片対宿主病（急性GVHD）の治療に使用される。（希少疾病用再生医療等製品）</td></tr>
<tr><td>ハートシート®</td><td>ヒト体性幹細胞加工製品</td></tr>
<tr><td>テルモ</td><td>ヒト（自己）骨格筋由来細胞シート</td></tr>
<tr><td>2015年9月18日</td><td>条件及び期限付承認</td></tr>
<tr><td colspan="2">本品は，患者自身の骨格筋芽細胞を培養して増殖させ凍結保存したものを主構成体とするヒト（自己）骨格筋由来細胞製品であり，医療機関においてシート化する器具等を副構成体として含む。開胸手術により心臓表面に対してシート状の細胞として適用することにより，標準治療で効果不十分な虚血性心疾患による重症心不全の治療に使用される。</td></tr>
<tr><td>ジェイス®</td><td>ヒト体細胞加工製品</td></tr>
<tr><td>ジャパン・ティッシュ・エンジニアリング</td><td>ヒト（自己）表皮由来細胞シート</td></tr>
<tr><td>2016年9月29日</td><td>一変</td></tr>
<tr><td colspan="2">本申請は，本品の適応対象に「先天性巨大色素性母斑」を追加するための承認事項一部変更承認申請である。本品の有効性と安全性を評価するために，母斑切除部位に本品を移植した際の国内臨床試験成績が提出された。</td></tr>
<tr><td>ジェイス®</td><td>ヒト体細胞加工製品</td></tr>
<tr><td>ジャパン・ティッシュ・エンジニアリング</td><td>ヒト（自己）表皮由来細胞シート</td></tr>
<tr><td>2018年12月28日</td><td>一変</td></tr>
<tr><td colspan="2">本申請は，本品の適応対象に「栄養障害型表皮水疱症及び接合部型表皮水疱症」を追加するための承認事項一部変更承認申請である。（希少疾病用再生医療等製品）</td></tr>
</table>

（続く）

3

表1 発売された再生医療等製品（細胞・組織加工製品）（続き）

販売名	一般的名称
会社名	類別名称
承認日	承認・一変別
ステミラック®注	ヒト体性幹細胞加工製品
ニプロ	ヒト（自己）骨髄由来間葉系幹細胞
2018年12月28日	条件及び期限付承認
本品は，患者自身から採取した骨髄液中の間葉系幹細胞を体外で培養・増殖させ，凍結保存したものを主構成体とするヒト（自己）骨髄由来間葉系幹細胞であり，医療機関において患者末梢血及び患者骨髄液を採取し，製造所へ運搬するための採血キット及び骨髄採取キットを副構成体として含む。点滴で静脈内に投与し，脊髄損傷に伴う神経症候及び機能障害の改善（ただし，外傷性脊髄損傷で，ASIA機能障害尺度がA，B又はCの患者に限る）の治療に使用される。（先駆け審査指定再生医療等製品）	
キムリア®点滴静注	ヒト体性幹細胞加工製品
ノバルティスファーマ	チサゲンレクルユーセル
2019年3月26日	承認
本品は，患者末梢血由来のT細胞に，遺伝子組換えレンチウイルスベクターを用いてCD19を特異的に認識するCARを導入し，培養・増殖させたT細胞を構成細胞としたヒト体細胞加工製品である。点滴で静脈内に投与し，CD19陽性再発又は難治性のB細胞性急性リンパ芽球性白血病並びにCD19陽性再発又は難治性のびまん性大細胞型B細胞リンパ腫の治療に使用される。（希少疾病用再生医療等製品）	
ネピック®	ヒト体性幹細胞加工製品
ジャパン・ティッシュ・エンジニアリング	ヒト（自己）角膜輪部由来角膜上皮細胞シート
2020年3月19日	条件及び期限付承認
本品は，患者自身より採取した角膜輪部組織から分離した角膜上皮細胞をシート状に培養して製した角膜上皮細胞シートである。角膜上皮幹細胞疲弊症患者の眼表面に移植し，角膜上皮再建を目的として使用さる。	
イエスカルタ®点滴静注	ヒト体細胞加工製品
第一三共	アキシカブタゲン シロルユーセル
2021年1月22日	承認
本品は，患者末梢血由来のT細胞に，遺伝子組換えレトロウイルスベクターを用いて，CD19を特異的に認識するCARを導入した再生医療等製品である。点滴で静脈内に投与し，再発又は難治性の大細胞型B細胞リンパ腫の治療に使用される。（希少疾病用再生医療等製品）	
ブレヤンジ®静注	ヒト体細胞加工製品
セルジーン	リソカブタゲン マラルユーセル
2021年3月22日	承認
本品は，患者末梢血由来のCD4陽性T細胞及びCD8陽性T細胞に，遺伝子組換えレンチウイルスベクターを用いて，CD19を標的とするCARを導入した再生医療等製品である。静脈内に投与し，再発又は難治性の大細胞型B細胞リンパ腫並びに再発又は難治性の濾胞性リンパ腫の治療に使用される。（希少疾病用再生医療等製品）	

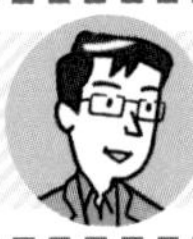

再生医療等製品の成分の記載

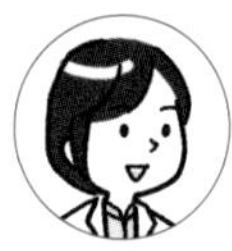

再生医療分野製品での有効成分は細胞でしょうか？

再生医療等製品では，製品の不均質性という特徴があり，製造管理または品質管理に関しても，基本的に手作業で「なまもの」である細胞を培養して加工するため，従来の医薬品の規制概念からは理解し難いところがあります。
「再生医療等製品（ヒト細胞加工製品）の品質，非臨床安全性試験及び臨床試験の実施に関する技術的ガイダンス」では次のように書かれています。

> ヒト細胞加工製品は，細胞を主な構成成分としたものであり，ヒト（自己又は同種）由来の細胞・組織を原料として，さまざまなヒト・動物由来成分を用い，細胞培養等の加工を含む製造工程を経て製品化される。

このように，再生医療分野製品では，有効成分や原薬という表記ではなく，細胞や組織を「原料」という用語で定義しています。

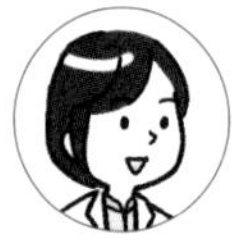

では通常の医薬品で添加剤といわれるものは，再生医療分野製品ではどの成分に当たるのでしょうか？

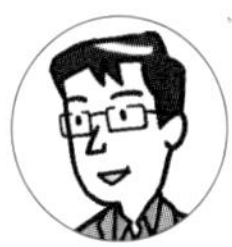

各種成分を表す用語について整理したほうがよさそうですね。「生物由来原料基準の運用について」の記載をみてみましょう。

原料又は材料がヒト・動物由来成分であるか否かのみならず，それら原料又は材料の製造工程に使用されている原材料についても，ヒト・動物由来成分の使用の有無を確認することが必要となる

「原料」に加えて，新たに「材料」，「原材料」という類似した用語がでてきましたね。ここで「材料」とは，「原料」ではなく，製造段階でのみ用いられ，最終製品では工程由来不純物として残留する程度のものであると定義されます。例えば原料を製造する際に使用されるフィーダー細胞などが該当します。また，「原材料」とは，医薬品の製造に使用する原料または材料の由来となるものと定義されています。さらに，「原料等」は原料もしくは材料またはそれらの原材料と定義されています。一方，実際の製品の添付文書では細胞や組織を主成分，その他の成分を副成分として記載してありますので，副成分を添加剤として考えてもよいかもしれません。ただし，再生医療等製品の添付文書には主成分および副成分以外に原材料についても記載されていますので，一般的な医薬品と再生医療等製品を同一の基準で考えるのではなく，区別して考えるのがよいかと思います。

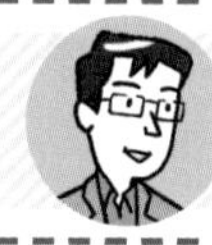

添付文書を見てみましょう

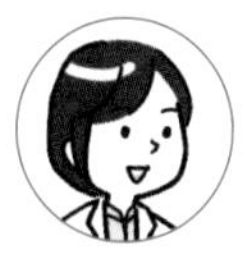

それでは実際の製品で説明してもらえますか？

そうですね。比較的シンプルに記載してあるのが，テムセル®HSですね。

＊2017年1月改訂（第2版）
2015年9月作成

承認番号：22700FZX00001000

ヒト体性幹細胞加工製品
ヒト（同種）骨髄由来間葉系幹細胞

指定再生医療等製品 **テムセル®HS注**

本品は健康成人骨髄液を原材料とし、骨髄液の採取時に、ブタ小腸粘膜由来ヘパリンを、製造工程において、ウシ胎仔血清及びブタすい臓由来トリプシンを用いている。また、副成分としてヒト血清アルブミンを含有している。安全性確保のためにウイルス試験等を実施しているが、これら生物由来原材料を使用していることに起因する感染症伝播のリスクを完全には排除できないため、疾病の治療上の必要性を検討の上、必要最小限の使用にとどめること。（【使用上の注意】の項参照）

【形状、構造、成分、分量又は本質】

1．成分

本品は、1バッグ（10.8mL）中に下記成分を含有する。

成分		含量	備考
構成細胞	ヒト間葉系幹細胞	72×10⁶個	ヒト骨髄液
副成分	ジメチルスルホキシド	1.08mL	
	ヒト血清アルブミン	550mg	採血国：日本 採血方法：献血
	アセチルトリプトファンナトリウム	12.04mg	
	カプリル酸ナトリウム	7.47mg	
	塩化ナトリウム	46.17mg	
	塩化カリウム	2.26mg	
	塩化カルシウム水和物	1.65mg	
	塩化マグネシウム	0.77mg	
	炭酸水素ナトリウム	15.79mg	
	クエン酸ナトリウム水和物	3.68mg	
	二酸化炭素	適量	

本品は、骨髄液の採取時にブタ小腸粘膜由来ヘパリンを、製造工程でウシ胎仔血清及びブタすい臓由来トリプシンを使用している。

1）重大な副作用

（1）**ショック、アナフィラキシー**（頻度不明）：ショック、アナフィラキシーを起こすおそれがあるので、観察を十分に行い、異常が認められた場合には、投与を中止し、適切な処置を行うこと。

（2）**感染症**：肺炎（10.3%）、敗血症（7.7%）等の重篤な感染症があらわれることがあり、死亡に至った例も報告されている。また、多臓器不全となり、死亡に至った例も報告されている。観察を十分に行い、異常が認められた場合には、投与を中止し、適切な処置を行うこと。

（3）**原疾患の再発**：急性骨髄性白血病の再発（5.1%）等があらわれることがあり、死亡に至った例も報告されている。観察を十分に行い、異常が認められた場合には、投与を中止し、適切な処置を行うこと。

図3　細胞組織加工製品の添付文書記載例

テムセル®HS注　添付文書〔2017年1月改訂（第2版）〕より

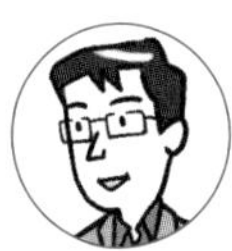

図3のように，成分として，構成細胞と副成分に大別して記載されています。またその表の下には原材料としてヘパリンやトリプシンが記載されています。また添付文書の冒頭には次のように記されています。

本品は健康成人骨髄液を原材料とし，骨髄液の採取時に，ブタ小腸粘膜由来ヘパリンを，製造工程において，ウシ胎仔血清及びブタすい臓由来トリプシンを用いている。また，副成分としてヒト血清アルブミンを含有している。安全性確保のためにウイルス試験等を実施しているが，これら生物由来原材料を使用していることに起因する感染症伝播のリスクを完全には排除できないため，疾病の治療上の必要性を検討の上，必要最小限の使用にとどめること。

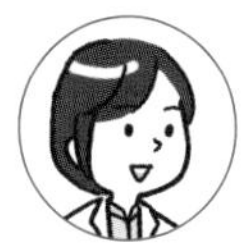

先生がおっしゃられた通り，通常の医薬品の添付文書とはかなり異なりますね。

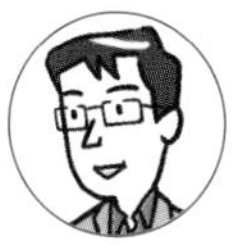

ただし，【不具合・副作用 1）重大な副作用】には医薬品の注射剤と同様なショック，アナフィラキシーが記載されています。

1）ショック，アナフィラキシー（頻度不明）：ショック，アナフィラキシーを起こすおそれがあるので，観察を十分に行い，異常が認められた場合には，投与を中止し，適切な処置を行うこと。

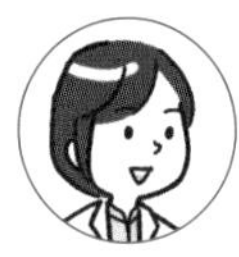

患者さんの治療に使うものなので，当然，似ている部分もあるのですね。

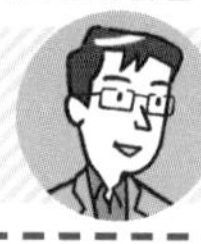

遺伝子治療製品

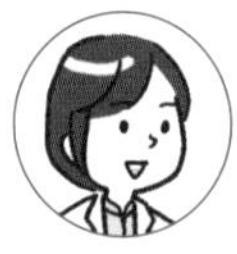

最近，遺伝子治療分野でも日本初の遺伝子治療製品が上市されたり，最も高額な薬価がついた製品が誕生したりしましたね。

薬機法施行令では，遺伝子治療用製品を以下の3つに分類しています。①プラスミドベクター製品，②ウイルスベクター製品，③遺伝子発現治療製品（前2号に掲げるものを除く）。現在，2つの製品が発売されています（**表2**）。そのうち，コラテジェン®は①に，ゾルゲンスマ®は②に分類されますね。まずは，日本初の遺伝子治療分野製品コラテジェン®の添付文書についてみてみましょう（**図4**）。

表2　発売された再生医療等製品（遺伝子治療製品）　　2021年5月現在

販売名	一般的名称
会社名	類別名称
承認日	承認・一変別
コラテジェン®筋注用4mg	プラスミドベクター製品
アンジェス	ベペルミノゲン ペルプラスミド
2019年3月26日	条件及び期限付承認
本品は，ヒト肝細胞増殖因子をコードするcDNAを含む5181塩基対からなるプラスミドの注射用製品である。下肢の虚血部位に筋肉内投与し，標準的な薬物治療の効果が不十分で血行再建術の施行が困難な慢性動脈閉塞症（閉塞性動脈硬化症及びバージャー病）における潰瘍の治療に使用される。	
ゾルゲンスマ®点滴静注	ウイルスベクター製品
ノバルティスファーマ	オナセムノゲン アベパルボベク
2020年3月19日	承認
本品は，アデノ随伴ウイルス9型のカプシドタンパク質を有し，ヒト生存運動ニューロン遺伝子を搭載した非増殖性の遺伝子組換えアデノ随伴ウイルスである。点滴で静脈内に投与し，脊髄性筋萎縮症の治療に使用される。（希少疾病用再生医療等製品）（先駆け審査指定再生医療等製品）	

1．成分

本品は、1バイアル中（1.6mL）に下記成分を含有する

	成　分	含　量
主成分	ベペルミノゲン　ペルプラスミド	4mg
副成分	塩化ナトリウム	14.4mg
	pH調整剤	適量

【使用上の注意】

1．使用注意（次の患者には慎重に投与すること）

(1) 投与部位以外に活動性の悪性腫瘍のある患者［本品による全身での肝細胞増殖因子の増加の可能性は低いが、肝細胞増殖因子の増加は悪性腫瘍の成長を促進させる可能性があるため。］

(2) 増殖糖尿病網膜症、滲出性加齢黄斑変性のある患者［本品により網膜部位での肝細胞増殖因子の増加の可能性は低いが、肝細胞増殖因子の増加は症状を悪化させる可能性があるため。］

(3) アレルギー素因のある患者［本品の製造工程で、大腸菌及びカナマイシンが用いられているため。］

図4　遺伝子治療製品の添付文書記載例

コラテジェン筋注用　添付文書〔2019年3月作成（第1版）〕より

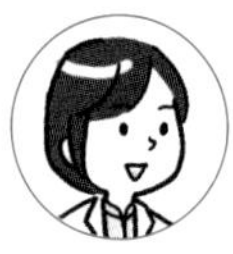

コラテジェンの成分はとても単純ですね。これだけ見ると何の心配もいらない感じですね。

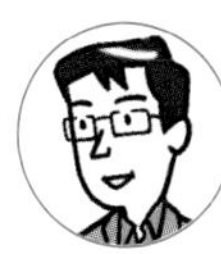

いえいえそうでもないですよ。まずは大学で習ったように，プラスミドDNAがどのように作られているか思い出してください。プラスミドDNAを大腸菌にトランスフォーメーションし，抗生物質含有培地を使って，大腸菌を培養で増殖させ，大腸菌から抽出する工程がありましたよね。それをイメージできれば注意点がわかってきますよね。

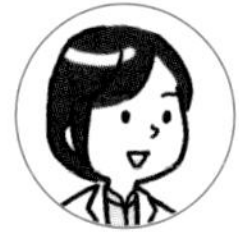

大学で習ったことを思い出してきました。そうなると，大腸菌や抗生物質について意識しないといけないですね。

その通りです。実際，添付文書には次のように記載されています。

【使用上の注意】
アレルギー素因のある患者［本品の製造工程で，大腸菌及びカナマイシンが用いられているため。］
【重要な基本的注意】
本品投与にアナフィラキシー等の過敏症が発現する可能性があることから，その兆候や症状について患者に十分に説明し，異常が認められた場合には速やかに担当医師に連絡するよう，患者を指導すること。

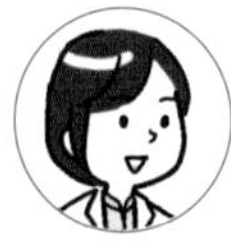

約一億円という最も高い薬価がついたゾルゲンスマについてはどうですか？

ゾルゲンスマの添付文書の一部を**図5**に示しますね。主成分はアデノ随伴ウイルス，副成分はトロメタモール，塩化マグネシウム，塩化ナトリウム，ポリオキシエチレン（160）ポリオキシプロピレン（30）グリコールと塩酸ですね。

【形状、構造、成分、分量又は本質】

1．成分

本品は、1バイアル（5.5mL又は8.3mL）中に下記成分を含有する。

成分		含量	
		1バイアル 5.5mL中[注]	1バイアル 8.3mL中[注]
主成分	アデノ随伴ウイルス9型のカプシドを有するヒトSMNタンパク質を発現する非増殖性遺伝子組換えアデノ随伴ウイルス	1.1×10^{14}vg（vg：ベクターゲノム）	1.7×10^{14}vg（vg：ベクターゲノム）
副成分	トロメタモール	13.3mg	20.1mg
	塩化マグネシウム	1.1mg	1.7mg
	塩化ナトリウム	64.4mg	97.1mg
	ポリオキシエチレン（160）ポリオキシプロピレン（30）グリコール	0.28mg	0.42mg
	塩酸	適量	適量

本品の製造工程では、ヒト胎児腎細胞由来293細胞、ウシ胎仔血清、ヒト血漿由来トランスフェリン（採血国：米国及びカナダ、採血方法：献血及び非献血）、ブタ膵臓由来トリプシン、ウシ乳由来カザミノ酸、ウシ血清を使用している。

注）注射液吸引時の損失を考慮し、1バイアルから5.5mL又は8.3mLを注射するに足る量を確保するために過量充填されている。

2．重要な基本的注意

(1) 本品の投与にあたっては、疾病の治療における本品の必要性とともに、本品の有効性及び安全性その他本品の適正な使用のために必要な事項について、患者又は代諾者に文書をもって説明し、同意を得てから本品を投与すること。

(2) 本品はヒト・動物由来の原材料を使用して製造されている。ヒト・動物由来の原材料については安全性確保のためウイルス試験等を実施しているが、これらの原材料に起因する感染症伝播のリスクを完全に排除することはできないため、本品の投与に際しては臨床上の必要性を十分に検討すること。

【貯蔵方法及び有効期間等】

〈貯蔵方法〉

-60℃以下

〈有効期間〉

12ヵ月

本品は、凍結した状態で医療機関に納入される。本品の受領後速やかに、2～8℃で保存し、14日間保存できる。（《用法及び用量又は使用方法に関連する使用上の注意》の項参照）

図5　遺伝子治療製品の添付文書記載例

ゾルゲンスマ®点滴静注　添付文書〔2021年3月改訂（第3版）〕

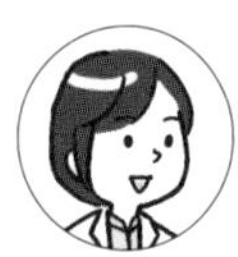

製造工程で使用されている細胞や血清等が記載されているところや重要な基本的注意に，「これらの原材料に起因する感染症伝播のリスクを完全に排除することはできない」と書かれているところから，特殊な製品であることがわかりますね。また，貯蔵方法が-60℃というのも保存が大変ですね。新型コロナウイルスワクチンの保存条件と同様に低温での保存が必要なのですね。

このように通常の医薬品とは異なる特殊な医薬品がこれから増えてくると思いますので，現在，発売されている製品についての概略も知っておいてください。

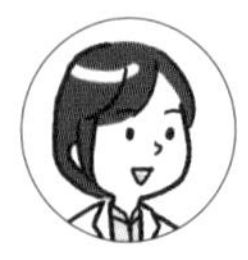

フー（溜息）

まとめ

❶ 薬機法では，これまで医薬品あるいは医療機器に分類されていた細胞治療，遺伝子治療用製品を独立したカテゴリとして定義した。

❷ 再生医療等製品はその特性により従来の医薬品，医療機器と同様のデータの収集が困難であることから，添付文書の内容も通常の医薬品とは異なる。

❸ 2021年5月現在，再生医療等製品（細胞・組織加工製品）は7製品，再生医療等製品（遺伝子治療分野）2製品が上市されている。

参考文献

1）前川 平，再生医療等製品（ヒト細胞加工製品）の臨床開発，品質管理と規制，日本内科学会雑誌，108（7），1359-1368（2019）
2）再生医療等の安全性の確保等に関する法律，平成25年法律第85号
3）医薬品，医療機器等の品質，有効性及び安全性の確保等に関する法律，平成12年厚生省令第63号
4）佐藤陽治，再生医療等製品／特定細胞加工物の素材としての細胞の品質，慶應義塾大学ヒト幹細胞情報化推進事業（SKIP）セミナー資料，平成26年7月3日
5）佐藤陽治，再生医療等製品の製造における生物由来原料の品質，第14回日本再生医療学会総会ランチョンセミナーLS-17資料，平成27年3月20日
6）再生医療等製品（ヒト細胞加工製品）の品質，非臨床安全性試験及び臨床試験の実施に関する技術的ガイダンス，独立行政法人医薬品医療機器総合機構理事長，平成28年6月14日付薬機発第0614043号
7）生物由来原料基準の運用について（平成26年10月2日付薬食審査発1002第1号，薬食機参発1002第5号）の「1第1通則関係」
8）テムセルHS注添付文書
9）コラテジェン®筋注用添付文書
10）ゾルゲンスマ®点滴静注添付文書

4　デジタルメディスンって何？

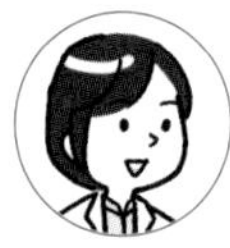

デジタルって，何だかパソコンとかインターネットとかのイメージですけど，それと薬が一緒になるってどういうことなんですか？

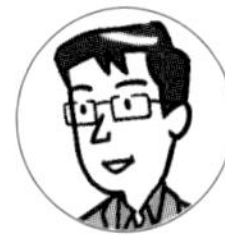

「デジタルメディスン」とは，まさにおっしゃる通りのことを指していて，薬とデジタル機器とをあわせて活用することで，薬物治療の価値をさらに高めることを目指した考え方のことを指します。

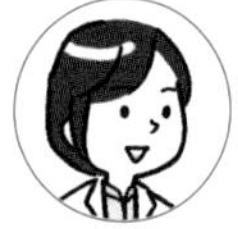

でも，薬は飲んで体内に入るけど，機器は体の外にいて何をしているのですか？

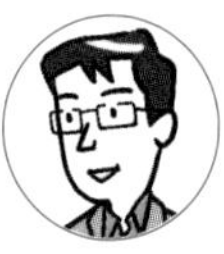

広い意味でのデジタルメディスンだと，薬のパッケージに機器が付随していて，ちゃんと服薬されているかをチェックするデータをアプリなどを通じて患者さんに教えたり，お医者さんに伝えたりするものもあります。最近だと，錠剤にごく小さなセンサーが入ったものを服用して，体内の情報を取り出すようなものもすでに実用化されているよ。今後ますますIT技術の進展とともに目が離せない分野になるかもしれませんね。

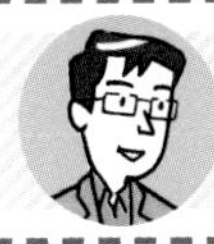

デジタルメディスンとは?

「デジタルメディスン」の定義は，現時点で必ずしも1つに定まっていません。そのため，一言で説明するのは難しいのですが，最も狭い意味での定義は，「医薬品そのものにセンサーなどのデジタルデバイスを組み込むことによって，薬物療法の価値を高める情報を取得する考え方」となります。この場合，医薬品と共にセンサー部も体内に摂取することが想定されますが，さらに広義な考え方として，医薬品そのものとデジタルデバイスをセットにしたものも含めることがあります。いずれにせよ，医薬品を単独で処方したときと比較して，デジタルデバイスとあわせて患者さんに処方することで，薬物治療の効果をより高めることができるものの総称としてとらえていただければよいでしょう。

それでは，「薬物療法の価値を高める」とは，具体的にどのようなことを指すのでしょうか? 現在，デジタルメディスンが適用される主要な目的としては，正確な服薬の支援と服薬状況の把握が挙げられます。仮に適切な医薬品を患者さんに処方したとしても，その薬が正しい用法・用量で服用されない限り，患者さんの病気は思った通りには治りません。服薬状況の把握は，薬効機序と症状のマッチングが悪いせいで症状の改善が見られないのか，単に正しく服薬されていないだけなのかを切り分ける意味で重要です。後者の場合，正しい服薬を妨げている原因探索(頻回の服薬の負担，潜在的な副作用や見かけの症状の改善による自己中断，患者さんの病態に関連する服薬の逸脱など)もまた求められます。このことは治療効果を高めるだけでなく，飲み忘れなどによる残薬を回避することで，無駄な薬代の増加を防ぎ，ひいては国民医療費の削減にもつながります。しかしながら一方で，医療従事者側が患者さんの全ての服薬状況を直接確認することは不可能であることから，何らかの方法で正しく服薬されているのかを遠隔で知る方法が求められてきました。

そこでここからは，これまでに実用化されたデジタルメディスンの事例をいくつかご紹介していきます。

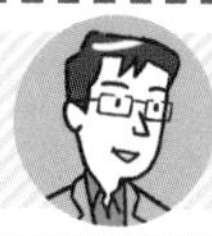

世界初の「デジタル錠剤」，エビリファイマイサイト®による服薬管理

エビリファイ®（アリピプラゾール）は，ドパミンD2受容体の部分作動を主薬効とする非定型抗精神病薬として2006年に大塚製薬より発売されました。現在でも統合失調症，双極性障害の躁症状，小児期の自閉スペクトラム症の易刺激性，うつ病・うつ状態の改善を効能として広く処方されています。こういった精神疾患の患者さんは，疾患が慢性的であることが多く，それゆえ長期間にわたる服薬を求められます。その際，患者さんが自己判断で治療の途中で服薬を中止したり，飲み忘れたりといった事象が起きやすく，症状の再発リスクが高まったり，期待した薬効が得られなかったりすることが見られます。このようなことを回避すべく開発されたデジタルセンサー含有錠剤が，エビリファイマイサイト®になります。

図1には，エビリファイマイサイト®の仕組みを示しました。本製剤は錠剤を作る過程で，当時プロテウス・デジタル・ヘルス社が開発した1mm角のシリコンチップ製の微小センサーを真ん中に埋め込んで打錠されているため，錠剤を服用すると同時にセンサーも体内に摂取されることとなります。その後，胃内で錠剤が崩壊し，センサーが胃液と接することで電気信号が発出され，あらかじめ腹部につけておいたパッチ型の検出器にキャッチされると，服用日時と錠数に関する情報が専用のアプリを介してスマートフォンやタブレットに転送される仕組みになっています。その際，パッチ型の検出器は，服薬情報の受信のみならず，加速度計により体の傾きや活動量など患者さんの身体状態に関する情報も時刻と共にアプリへと記録する役割があります。このほかにも，患者さん自身がアプリに直接その日の気分などを自由記述できる等アプリに情報を集約させることで，患者さんの状態をトータルにとらえることを可能としています。また，アプリの情報は，患者さんの同意があれば，医療従事者や介護者にも共有されることから，服薬アドヒアランスを向上させ，薬効の最大化が期待できると考えられています。ちなみにセンサーは，体内に取り込まれることなく，そのまま体外へと排出されます。エビリファイマイサイト®は，2017年に世界で初めて米国食品医薬品局

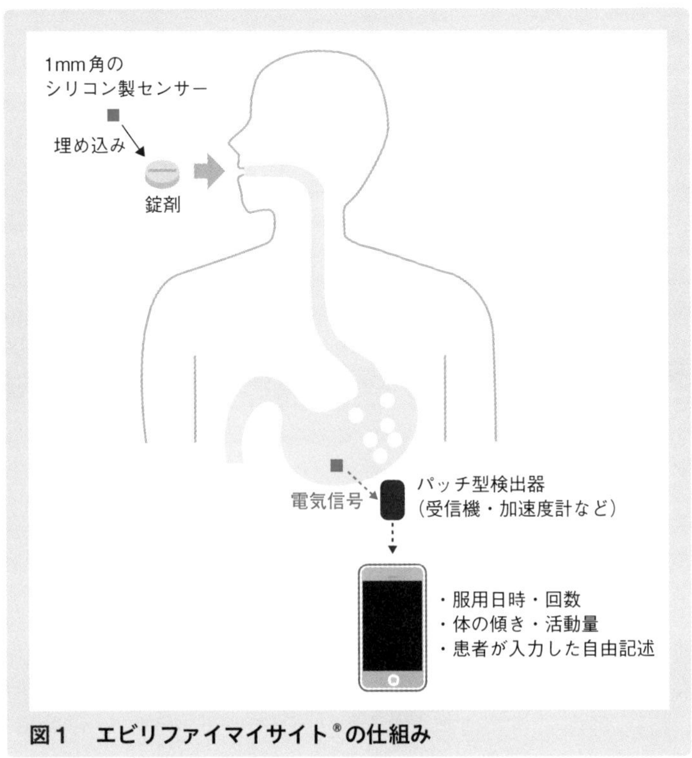

図1　エビリファイマイサイト®の仕組み

(FDA)により承認されたデジタルメディスンとなりました。この方法は，他の慢性的に投与される医薬品にも適用可能と考えられ，極めて画期的な服用管理ツールとなることが期待されています。

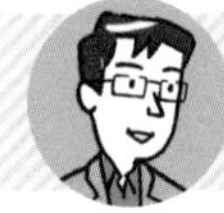

毎日の服薬をアシストするお薬ケース「プレタール®アシストシステム」

プレタール®(シロスタゾール)は，抗血小板薬として脳梗塞の再発抑制の目的で処方されています。この薬は脳梗塞の再発治療において極めて重要度が高く，服薬が遵守できないと再発の危険が増すハイリスク薬として専門家による薬学的管理が求められている医薬品です。したがって，患者さんに正しく継続的に服薬していただく必要があります。ところが脳梗塞の患者さんの服薬率は2年で5割程度まで低下するという報告[1)]もあり，継続的な薬物治療には支障があることがわかります。そこで，大塚製薬とNECにより服薬支援システムを付加した錠剤ケースが共同開発され，2017年より実際に処方されています。このシステムは，プレタールOD錠が入ったプラスチックケース・服薬アシストモジュール・服薬アシストアプリから構成されています。**図2**には，プレタールアシストシステムを用いてできることを示しました。服薬時間になるとケースの服薬お知らせランプが点滅して患者さんにお知らせすると共に，アプリに錠剤をケースから取り出した履歴が自動的に記録されます。さらに患者さんが指定する家族や介護者などへの錠剤の取り出し情報のメール配信や，患者さんの同意に基づいて医療従事者との記録共有ができるようになっており，患者さんの周囲の見守りの中で，適切な服薬指導に活用することができるようになっています。服薬時刻を知らせる汎用機器はほかにも開発されていますが，薬局で処方時に薬とデジタルデバイスがセットで提供されるものは今のところこれしかありません。まさにIoT（Internet of Things；さまざまなものがインターネットに接続され，相互に情報交換する仕組み）技術を駆使した薬物療法です。

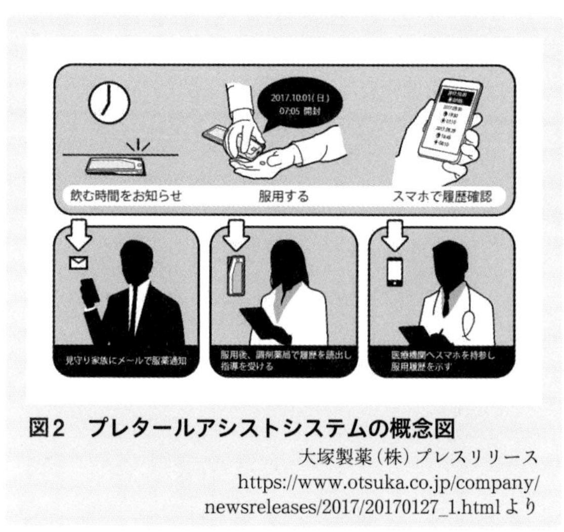
2017.10.01(日)
07:05 開封
飲む時間をお知らせ
服用する
スマホで履歴確認
見守り家族にメールで服薬通知
服用後、調剤薬局で履歴を読出し
指導を受ける
医療機関へスマホを持参し
服用履歴を示す

図2　プレタールアシストシステムの概念図

大塚製薬（株）プレスリリース
https://www.otsuka.co.jp/company/newsreleases/2017/20170127_1.htmlより

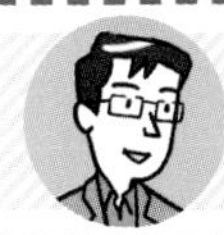

服薬管理もできるスマート吸入器「次世代型ブリーズヘラー®」

ブリーズヘラー®は，ノバルティスが提供するCOPD（慢性閉そく性肺疾患）やぜんそくの治療薬のためのドライパウダー吸入器です。こちらも定期的な吸入が患者さんの状態の維持のために重要な役割を果たすことから，服薬の適切な管理が求められてきました。そこで，ノバルティスは，元々さまざまな種類の吸入器に接続可能な服薬管理デジタルデバイスの開発を進めているプロペラ・ヘルス社が作成したブリーズヘラー®に装着する「ブリーズヘラーセンサー」および「プロペラスマートフォンアプリ」を吸入器のオプションとして医師より提供する体制を日本で初めて実現させました。このセンサーは，スマートフォンのアプリと連動する形で，吸入履歴の管理や，吸入を忘れていた際のリマインダー機能を有するほか，患者さんの同意に基づき，医療従事者と服薬の記録を共有することができる仕組みとなっています。そうすることで，患者さんのアドヒアランスを確認した上で，最適な治療の提供ができるメリットを有しています。

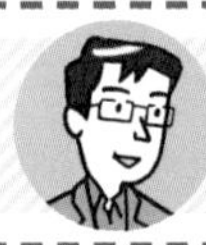

デジタルメディスンの展望と課題

これまで見てきたように，デジタルメディスンによる服薬状況の把握やアドヒアランス向上のためのリマインダーはすでに現実のものとして広がりつつあります。将来的には，服薬状況の情報のみならず，生体内部のさまざまな情報（pHや内在性物質の量など）をセンサーで体外へリアルタイムに知らせることで，治療効果もリアルタイムに把握できるような多機能センサーの開発なども進むかもしれません。しかしながら，個人の病態に関連する高度な情報収集をすればするほど，要配慮個人情報に該当する個人の病歴に関する情報等の厳格な管理のためのアプリのセキュリティーやセンサーとアプリ間の通信の秘匿性の確保が課題となることも医療従事者として考えておくべきことだと思います。

まとめ

❶ 薬とデジタル機器とを併せて活用することで，薬物治療の価値をさらに高めることを目指して考案されたデジタルメディスンは，すでに実臨床において利用が始まっている。

❷ いま発売されているデジタルメディスンの主な目的は，服薬状況の客観的把握や患者さんへの適切な服薬タイミングのリマインド等を通じて，服薬アドヒアランスを向上させ，慢性疾患で実施されるような長期にわたる安定的な薬物療法を支援することにある。

❸ センサーの発達によりデジタルメディスンが取得可能な情報は今後増大し，薬物療法のさらなる最適化に寄与することが期待されるが，一方で疾患に関わる個人情報の厳格な管理等が課題となる。

参考文献

1）Glader EL, et al., Persistent Use of Secondary Preventive Drugs Declines Rapidly During the First 2 Years After Stroke, Stroke. 41：397-401（2010）

5 アプリって製剤なの？

2020年の新型コロナウイルスの世界的流行を契機に，デジタル化の波が押し寄せ，医療分野においてもデジタル変革が始まりました。その1つが，アジア初の治療用アプリである「CureApp SCニコチン依存症治療アプリ及びCOチェッカー」であり，2020年8月21日付で厚生労働省より製造販売承認（薬事承認）を取得し，2020年12月1日に保険適用されました。また，医療画像等の情報から医師による病気の診断を支援する人工知能を利用したソフトウェアも登場しています。

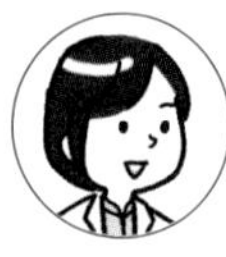

先生，最近，ITとかICTとかAIとかDXとかデジタル関係の横文字略語が増えてきましたが，2020年はコロナ禍でオンライン診療やオンライン服薬指導が進みましたね。

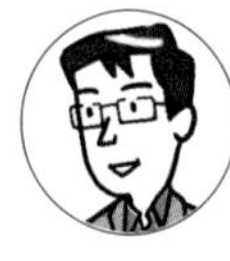

そうですね。ITやICTの流れが医療現場でも感じられるようになりましたね。ところで，2020年は日本でもデジタル療法が薬事承認・保険適用された記念すべき年になりましたね。

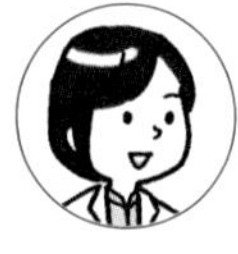

デジタル療法が薬事承認・保険適用ってなんですか？

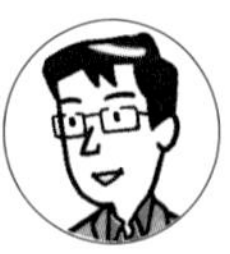

それでは「CureApp SCニコチン依存症治療アプリ及びCOチェッカー」の添付文書を見てみましょう。

**2021 年 3 月改訂(第 3 版)　　承認番号：30200BZX00271000

* 2020 年 11 月作成(第 2 版)

機械器具 21 内臓機能検査用器具

管理医療機器　禁煙治療補助システム（JMDN コード：71087002）

特定保守管理医療機器　**CureApp SC ニコチン依存症治療アプリ及び CO チェッカー**

【形状・構造及び原理等】

本品は、禁煙治療薬としてバレニクリンを併用し、呼気一酸化炭素濃度が上昇する（呼気一酸化炭素濃度が 10ppm 以上）たばこを使用しているニコチン依存症の喫煙者に対する禁煙の治療補助を目的とした製品である。

- 医師禁煙診療補助機能
- CO チェッカー
- 呼気一酸化炭素濃度測定機能

4.　**動作原理**

本品は、バレニクリン併用患者に対する専用のアルゴリズムである。

図1　CureApp SCニコチン依存症治療アプリおよびCOチェッカー添付文書

【形状・構造及び原理等】

本品は，禁煙治療薬としてバレニクリンを併用し，呼気一酸化炭素濃度が上昇する（呼気一酸化炭素濃度が10ppm以上）たばこを使用しているニコチン依存症の喫煙者に対する禁煙の治療補助を目的とした製品である。

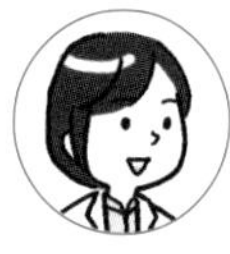

へー，禁煙を目的とするアプリが保険適用になったのですか？　添付文書もあるんですね。

医療機器に分類されますので，もちろん添付文書はありますよ。ただし，これは医薬品でなく医療機器ですので，製剤ではないですね。

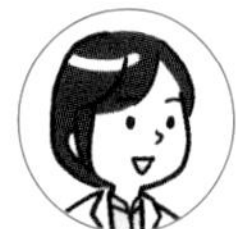

この製品は禁煙治療薬としてバレニクリンを併用していて，呼気中のCO濃度が10ppm以上の喫煙者に対する禁煙の治療補助を目的としていることがわかりますね。
禁煙治療薬ってほかにもニコチンパッチなどがありますが，なぜ，バレニクリンだけなんですか？

2020年6月19日付けの審議結果報告書及び薬事・食品衛生審議会医療機器・体外診断薬部会議事録を見ると治験においてバレニクリンとの併用により有効性が確認されたと書かれています。

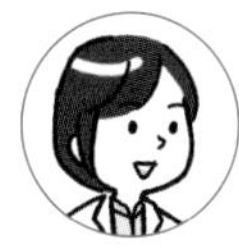

どのような使い方になるのですか？

3

添付文書には次のように書かれています。アプリは，患者アプリと医師アプリの２つがあります。

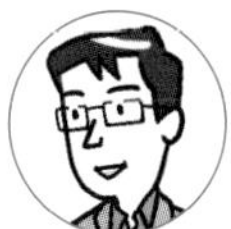

患者アプリ：汎用モバイル機器にインストールされたアプリを通じ，患者に対して治療ガイダンスが配信される。治療ガイダンスは，患者より入力されデータを元に独自のアルゴリズムで作成される。患者アプリにデータ入力がされると，そのデータはインターネットを通じてデータサーバに保存される。
使用環境：Android® （バージョンAndroid7, 8, 9, 10）又はiOS® （バージョンiOS11, 12, 13）のプラットフォーム要件を満たすスマートフォン。
提供形態：ダウンロードで提供される。

医師アプリ：医師/医療従事者は，指定されたウェブブラウザを使用し，データサーバにアクセスすると，患者データ詳細，治療プログラム，禁煙日記等の情報がウェブブラウザを通じて表示される。
1) 使用環境：以下の条件を満たすOS，ブラウザを使用すること。（OS：Windows10または macOS10.13, 10.14, 10.15），ブラウザ：Google Chrome®
2) 提供形態
ウェブブラウザ上で使用する。

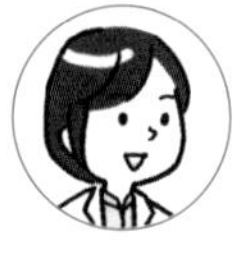

デジタルに関する言葉がたくさんでてきましたね。要するに患者アプリは，アンドロイドスマホやiPhoneに専用のアプリをダウンロードして使用するということですね（**図2**）。

はい，その通りです。

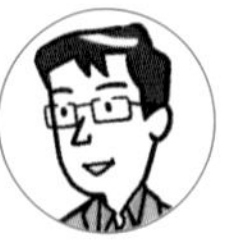

2. 形状

- CO チェッカー

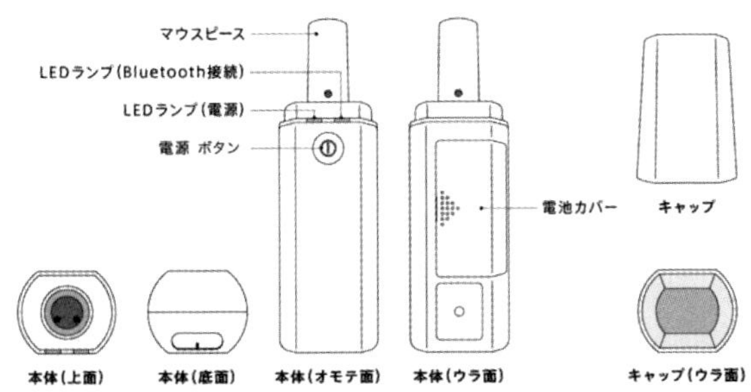

本体寸法及び質量

・寸法：幅 42.5 mm × 奥行き 34 mm × 高さ 130.5 mm(本体)、47 mm(キャップ)

・質量：約 65g

CO チェッカーの使用環境：

・温度： 10〜40℃

COチェッカーは，内部に組み込まれた電気化学センサーにより，患者の呼気ガス中の一酸化炭素濃度を測定する。呼気中の一酸化炭素ガスはCO電気化学センサーにおいて，下記の化学反応により二酸化炭素ガスになり，このとき自由電子（e^-）を発生する。発生した自由電子はCO電気化学センサーの電極で捕捉され電流を生じるが，電流は一酸化炭素ガス濃度に応じて増減する。回路に発生した電流（nA）を一酸化炭素ガス濃度（ppm）に変換し，Bluetoothにより患者アプリと無線通信し，患者アプリ上に測定結果を表示する。$CO+H_2O \rightarrow CO_2+2H^++2e^-$

図2 携帯型呼気一酸化炭素濃度測定器（COチェッカー）

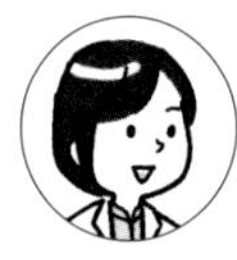

具体的にはスマホを通してどのようなやりとりがあるのでしょうか？

具体的には，登録を行った患者アプリ上で問診票を入力すると，回答内容に応じて独自のアルゴリズムで作成された治療ガイダンスが配信されます。アプリによる禁煙サポートはいくつかの形で進められます。「学ぶ」では治療プログラムをアプリ上で順に受講することで，ニコチン依存症に対する理解を深めることができます。次に，ここで学んだことを「実践する」という機能があり，禁煙のための行動をリスト化して，実践記録を残すことができます。患者アプリにデータが入力されると，そのデータはインターネットを通じてデータサーバに保存されるしくみです。さらに「記録する」では，患者さんが自分の気分や服薬状況などを入力すると，個別化された治療ガイダンスがアプリ上で配信されます。例えば，患者さんが「たばこを吸いたくなった」とアプリに入力すると，「なぜ吸いたくなったのですか」と質問したり，「つらいですよね」と共感したり，「ガムをかみましょう」，「部屋の掃除をしましょう」といった具体的な行動を提案したりします。

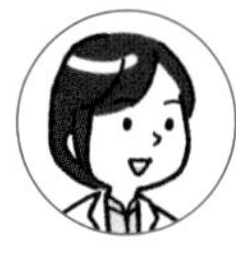

そのデータに医師がパソコンからアクセスして患者さんの状態を把握するのですね。呼気中のCO濃度はどうやって測るのですか？

これも添付文書に書かれていますが，専用のデバイス「COチェッカー」を使用します。

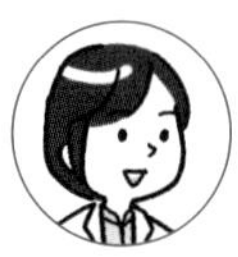

呼気中CO濃度はスマホで測定するわけではないのですね。

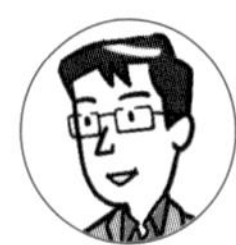

スマホにそこまでの機能はついていないですね。話はずれますが，Apple Watchシリーズ6では，体に取り込まれた酸素レベル，心拍数，睡眠パターンをチェックできる機能がついていますよ。

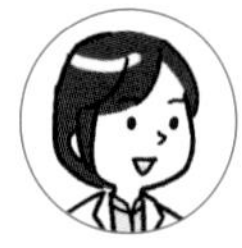

Apple Watchシリーズ6は
医療機器ではないんですか?

Apple Watchは患者さんを対象に作られていないので，医療機器という範疇ではないようです。将来は医療機器として申請される可能性は否定しませんが。

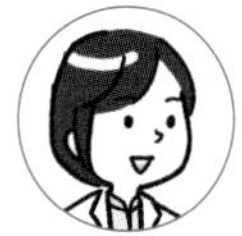

そうなんですね。話を戻しますが，呼気中CO濃度を定期的に計測した結果は，患者アプリと医師アプリの両方で確認できるのですか？

そうです。患者さんは自分の状態を確認できますし，医師は医師用アプリから患者の呼気中のCO濃度などのデータを確認し，診療時の補助として活用できます。

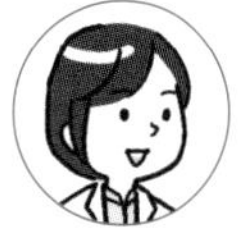

なんとなくわかってきましたが，この有効性は
確かめられていますか？

添付文書には，国内多施設無作為化比較試験の結果が書かれていますね。当然ですが，臨床試験が実施され，有効性が確認されているため，薬事承認に至っていますね。

・国内におけるニコチン依存症患者を対象とした標準禁煙治療プログラムに加えて，本品の併用効果を対照群アプリと比較対照し，有効性と安全性を検証した。その結果，9-24週の継続禁煙率は，本品群が　63.9%（182/285例），対照群が50.5%（145/287例）であり，本品群の対照群に対するオッズ比は1.73で統計学的な有意差を示した。

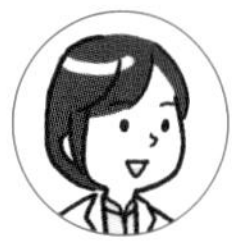

医薬品は安全性に関する試験はとても重要ですが，アプリについても安全性については試験されているのですか？

添付文書には以下のように書かれています。

有害事象　本品の使用による有害事象は報告されていない。

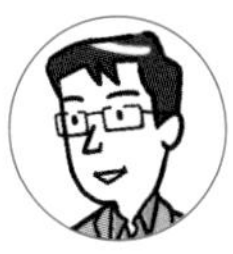

また，審議結果報告書によると，本治験において発生した有害事象が評価されたが，本品又は対照機器と関連を否定できない有害事象は認められなかったと記載されています。さらに，安全性の試験は，COチェッカーに対して実施されていることがわかりますね。PMDAは，資料について審査した結果，「特段の問題はないと判断した。」と結論づけています。

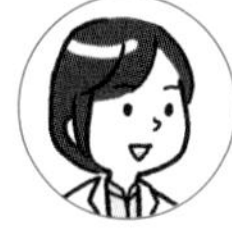

しつこいようですが，安定性に関する試験も行われているのでしょうか？　なにせ初めての製品ですので，わからないことばかりですし，添付文書を見ても書いてありませんので。

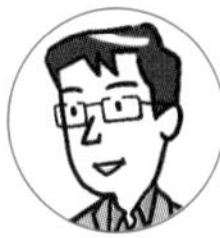

無理もないですね。初めてですからね。
添付文書中で安定性に関する記述は次の通りです。

【使用上の注意】
重要な基本的注意
COチェッカーの留意事項
使用開始から24週間経過した後は，COチェッカーを使用しないこと。［24週間を超えた場合の使用を想定した検証は行っていないため］

【保管方法及び有効期間等】
COチェッカーに関する保管方法は下記の通りである。
0～40℃の温度環境で保管すること。
水のかからない場所に保管すること。
気圧・温度・湿度・日光・ほこり・塩分などを含んだ空気などにより悪影響を及ぼすおそれのない場所に保管すること。
傾斜・振動・衝撃（運搬時を含む）など安定状態に注意すること。
化学薬品の保管場所やガスの発生する場所に保管しないこと。

ただし，【保管方法及び有効期間等】の箇所には，有効期間に関する記述はないですね。

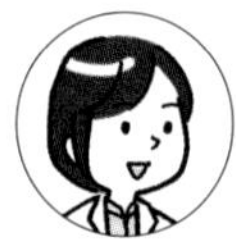

添付文書を見ていますが，用法・用量に当たる記述はないですね。

添付文書では【使用方法等】患者アプリの使用方法使用上前提の1.2に「患者アプリは治療開始から24週間の使用を意図する。」また医師アプリの使用方法使用上前提の1.2に「治療開始後24週目の時点で医師アプリを用いて，患者の喫煙状態を確認する。」と書かれています。これらのことから，本品の使用期間は，標準禁煙治療プログラム期間である12週間および当該プログラム期間終了後12週間の計24週間となりますね。

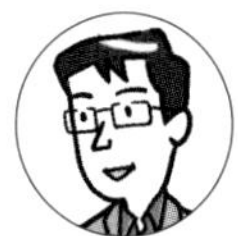

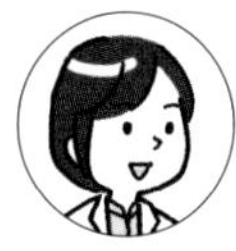

そうなんですね。治療用アプリですが，添付文書はどこか医薬品と似ているところもありますね。ただし実際には，医薬品の記載様式とは異なっていますので，戸惑いますね。また，添付文書を見てみると，わからない単語がでてきました。

〈使用方法等に関連する使用上の注意〉

1.1　最新のバージョンで使用すること。

1.2　一切の改変，改造をしてはならない。

1.3　患者アプリをインストールした端末のオペレーティングシステムは，いわゆるJailbreak等の不正な改変・改造を行わず，最新のバージョン及びパッチファイルを適用した状態で使用すること。

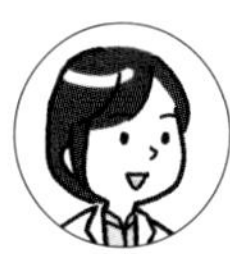

Jailbreakって何ですか？　直訳すると脱獄になるんですが…。

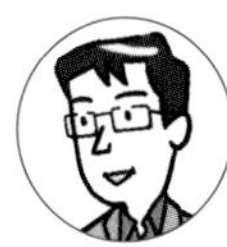

脱獄という意味で使われていますよ。具体的には，ユーザー権限（root）に制限を設けているコンピュータ（携帯電話）に対して，セキュリティホール（脆弱性）を突いてその制限を取り除き，開発者が意図しない方法でソフトウェアを動作できるようにすること。また，「その状態のこと。」を指します。今後，添付文書の内容を理解するためには，IT用語についてもある程度は学んでおく必要があるようですね。

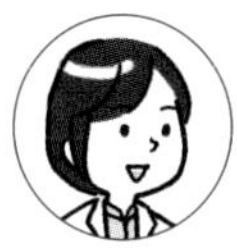

ただでさえ多忙なのにさらにこんな勉強も必要なんですか？

これからはIT/ICT/AIが薬剤師の業務を効率化してくれる時代が訪れますが，それらの知識のポイントだけでも自分で身に付けることも大事ですし，患者さんとのコミュニケーションや投薬後のフォローアップも頑張る必要がありますね。

表1　本邦で製造販売承認された「プログラム医療機器」（2020年6月30日現在）

製品名	企　業	製造販売承認	一般的名称	人工知能
EndoBRAIN	サイバネットシステム	2018年12月6日	内視鏡画像診断支援ソフトウェア	サポートベクターマシン
EIRL aneurysm	エルピクセル	2019年9月17日	MR装置ワークステーション用プログラム	ディープラーニング
EndoBRAIN-EYE	オリンパス	2020年1月24日	内視鏡画像診断支援ソフトウェア	ディープラーニング
肺結節検出プログラムFS-AI688型	富士フィルム	2020年5月27日	汎用画像診断装置ワークステーション用プログラム	ディープラーニング
InferRead CT Pneumonia	CESデカルト	2020年6月3日	COVID-19肺画像解析プログラム	ディープラーニング
AI-Rad Companion	シーメンスヘルスケア	2020年6月19日	画像診断支援ソフトウェア	ディープラーニング
Ali-M3	MICメディカル	2020年6月29日	COVID-19肺炎画像解析プログラム	ディープラーニング

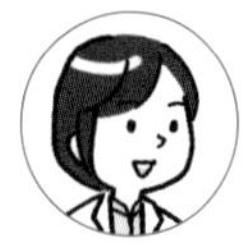

また最近よく耳にする人工知能も医療分野で利活用されているのですか？

はい，画像診断をはじめ色々な利用が始まっています。すでに2020年6月時点で，人工知能を利用した製品が7件上市されていますよ（**表1**）。今回は詳しい説明は省略しますが，自分で調べてみてください。

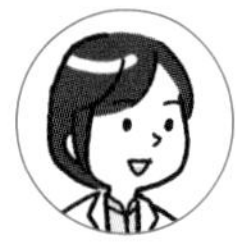

もうこんなに多くのプログラム医療機器製品が薬事承認されているのですね。全く知りませんでした。

これからデジタル医療は本格化していきます。こちらの勉強も頑張ってください。

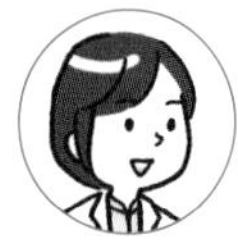

医療者は一生勉強という意味が染みてきました。

まとめ

1. アジア初の治療用アプリである「CureApp SCニコチン依存症治療アプリ及びCOチェッカー」が2020年8月21日付で厚生労働省より製造販売承認（薬事承認）を取得し，2020年12月1日に保険適用された。
2. 「CureApp SCニコチン依存症治療アプリ及びCOチェッカー」は，禁煙外来で治療を受ける患者様の院外での禁煙をサポートするために医師から処方される医療機器である。
3. 本邦では2020年6月末現在，7つの「プログラム医療機器」が薬事承認された。

参考文献

1) CureApp SCニコチン依存症治療アプリ及びCOチェッカー添付文書
2) CureApp SCニコチン依存症治療アプリ及びCOチェッカー審議報告書
3) 2020年6月19日薬事・食品衛生審議会医療機器・体外診断薬部会議事録

あとがき

添付文書がちゃんと読めるシリーズの４つめの製剤学をお届けできることになりました。

有効性・安全性・品質・機能性・使用性などが十分に考慮され，高齢者，小児，妊婦，産婦，授乳婦など様々な方々に対して満足してもらえるような製剤の開発には多くの努力と工夫が払われています。また最近では，融合タンパク質，抗体医薬，抗体薬物複合体，ペプチド医薬，核酸医薬，再生医療等製品，医療機器，医療アプリなど新しい医薬品モダリティーが登場し，製剤学がカバーする領域は広範に及ぶとともに内容も複雑化しています。このような状況下，まえがきに記載しましたとおり，本書は，大学で薬剤学・製剤学の教鞭をとられている日本薬剤学会出版委員会委員の先生方及び㈱じほうの編集担当者との共同作業により，添付文書を読む際に有用な製剤学の基礎知識についてお伝えしたいという思いから編集いたしました。内容についてはいかがだったでしょうか？　この本を読まれてもやはり添付文書中に製剤学の情報は不要とお感じでしょうか？　もし私どもの力不足により，医療現場の先生方にとって期待外れな内容であれば，改訂版の作成に向けていろいろなご意見をお寄せいただければと思いますし，また，ご都合がよければ，改訂版では執筆者に加わっていただき，医療従事者の皆様にとってより有用な本を出版できればと思っています。本書を通して，少しでも製剤学の有用性や学問としての面白さが読者の皆様にうまく伝わればと願うばかりです。

2021 年 8 月

公益社団法人日本薬剤学会出版委員会

著者代表　有馬 英俊

Index

アルファベット

五十音

あ行

か行

さ行

た行

著者略歴（五十音順）

■有馬 英俊（ありま ひでとし）
1991年 熊本大学大学院薬学研究科修了（薬学博士）
現在 第一薬科大学薬学部教授
専門分野：製剤学，薬物送達学

■小川 法子（おがわ のりこ）
2005年 星薬科大学大学院博士後期課程修了，同薬学部助手
2007年 星薬科大学薬学部助教
2011年 愛知学院大学薬学部助教
2014年 愛知学院大学薬学部講師 現在に至る
専門分野：製剤学，物理薬剤学

■加藤 くみ子（かとう くみこ）
1997年 東京大学大学院薬学系研究科修士課程修了
2004年 東京大学にて博士（薬学）を取得
現在，北里大学薬学部教授
専門分野：機能性製剤等の特性解析研究，医薬品分析化学

■河野 弥生（かわの やよい）
2002年 星薬科大学大学院薬学研究科薬学専攻修士課程修了
2011年 星薬科大学にて博士（薬学）の学位取得
2013年 東京理科大学薬学部薬学科助教
2018年 東京理科大学薬学部薬学科講師
2019年 ジュネーブ大学薬学部招聘教授（Biopharmaceutical Sciences研究室）
2021年 帝京平成大学薬学部薬学科准教授
専門分野：製剤学，製剤工学

■野村 鉄也（のむら てつや）
2010年3月 大阪大学大学院薬学研究科応用医療薬科学専攻博士課程修了　博士（薬学）
同4月 帝京大学薬学部助教
2016年8月 昭和薬科大学特任助教
2018年4月 昭和薬科大学助教
2020年4月 昭和薬科大学講師　現在に至る
専門分野：製剤学，薬物送達学

■前田 和哉（まえだ かずや）
2001年 東京大学大学院薬学系研究科修士課程修了
2002年 同 博士課程中退，寄附講座教員に着任
2003年～ 東京大学にて助手，助教，講師，准教授
2021年より北里大学薬学部教授
専門分野：薬物動態の*in vitro*実験に基づく精緻な定量的予測法の開発

添付文書がちゃんと読める製剤学

定価　本体2,700円（税別）

2021年8月30日　発　行

編　著　公益社団法人 日本薬剤学会 出版委員会

発行人　武田 信

発行所　株式会社 じ ほ う

101-8421　東京都千代田区神田猿楽町1-5-15（猿楽町SSビル）
電話　編集　03-3233-6361　販売　03-3233-6333
振替　00190-0-900481
＜大阪支局＞
541-0044　大阪市中央区伏見町2-1-1（三井住友銀行高麗橋ビル）
電話　06-6231-7061

組版　クニメディア（株）　　印刷　音羽印刷（株）

Printed in Japan

万一落丁，乱丁の場合は，お取替えいたします。

ISBN 978-4-8407-5371-5